柔整国試対策

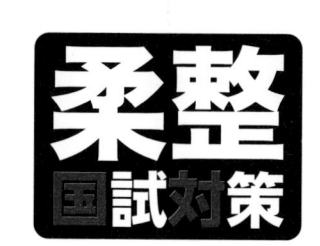

サクサク
SAKU SAKU SERIES VOL. 02
生理学

東京大学医学部顎口腔外科・歯科矯正歯科 中田圭祐 著

中外医学社

序

　みなさん！　こんにちは
毎日の勉強は，順調に進んでいますか？
みなさんの中には，年々難しくなる国家試験，広い試験範囲にどう対処したらいいのか？　国家試験の準備をしたいのだけれど，どこから手をつけていったらいいのかわからない……など心配になっている人もいるのではないでしょうか……
本書は，そのような方にピッタリの本です．
　本書では，国家試験を研究し指導しているプロの視点から，また生理学の重要項目に精通したプロの視点から，また，学生が理解するのが難しいのはどこなのかを知り尽くしたプロの視点から，できるだけ学生さんの負担にならないように思いきって，必要最小限の範囲だけに的を絞り，わかりやすい表現でその内容をみなさんにお伝えしています．
生理学のどこが国家試験で問われるツボなのか？　どこを抑えておけば最小限の努力で国家試験に通用できるだろうか？　という，いままでにない視点から着眼した画期的な本に仕上がっています．
　このように国家試験に対して十分な合格点を勝ち取れるように……
プロの視点から自信をもって書き上げた内容に加え，過去に出題された国家試験の問題のレベルに短時間で到達できるよう項目を厳選し，その上で，実際に問題を試して内容をさらに絞り込み，補強しています．いわば，国家試験という大舞台に向けて鍛え上げられた強兵という参考書です．
　そんな本書の特徴を十分に活用し，合格への最短コースを進んでください．
みなさんの目指す合格のその先こそ，プロの医療人としての本当のスタートです．
本書の特徴をよく理解して，効率よく国家試験合格の栄光を手にされますように！！
そして，うれしい声を知らせていただければ幸いです！！

2013 年 8 月

著者

目次

1. 生理学の基礎 …………………………… 1
2. 体液 ……………………………………… 9
3. 血液 ……………………………………… 14
4. 循環 ……………………………………… 21
5. 呼吸 ……………………………………… 32
6. 消化 ……………………………………… 41
7. 代謝 ……………………………………… 49
8. 体温 ……………………………………… 56
9. 排尿 ……………………………………… 64
10. 内分泌 ………………………………… 70
11. 骨 ……………………………………… 79
12. 生殖 …………………………………… 83
13. 神経の基本 …………………………… 94
14. 神経各論 ……………………………… 101
15. 感覚 …………………………………… 118
16. 筋肉 …………………………………… 129

索引 ……………………………………… 139

ポイントマスター
1. 生理学の基礎

■ **ホメオスタシス機構**
- 体内の内部環境を一定に保つ（恒常性を維持する）しくみ．循環機能，呼吸機能，神経機能などは，ホメオスタシスにより一定に保つ．
- 体液の浸透圧や血漿膠質浸透圧，細胞外液量はすべてホメオスタシスにより一定の標準値を維持

■ **糖質**
- グルコース，フルクトース，ガラクトースを単糖類という．これらは，いずれも同じ $C_6H_{12}O_6$ で表される構造異性体
- グルコースは，栄養源として重要

● **ワンポイント** 豆知識

> でんぷんは多糖類であり，単糖類であるグルコースに分解されて吸収される．

■ **蛋白質**
- アミノ酸として吸収
- アミノ酸や蛋白質はアミノ基とカルボキシル基をもち，体液中では緩衝作用をもつ．
- 蛋白質は巨大分子構造をしており，半透膜を通過できない．その立体構造は熱により変性を起こす．

■ **脂質**
- トリグリセリド，ケトン体，リン脂質，ステロイドなどがある．
- トリグリセリドは脂肪酸とグリセロールからなり，脂肪組織に貯蔵

1. 生理学の基礎

- ケトン体は，酸性を示し体液中で多くなるとケトアシドーシスを示す．
- リン脂質は，細胞膜，生体膜の構成要素
- コレステロールは，ステロイド核をもち，ステロイドホルモンの原料

● ワンポイント 豆知識

- ステロイドホルモン
  - 副腎皮質ホルモン：アルドステロン，コルチゾール，コルチコステロン
  - 男性ホルモン：アンドロジェン（テストステロン）
  - 女性ホルモン：エストロジェン，プロジェステロンなどがある．

蛋白質の機能
①酵素として
②免疫抗体として
③さまざまな調節性因子として
④細胞膜のチャネルやトランスポーターとして
⑤筋肉の収縮機構として
⑥結合組織や表皮でコラーゲン，ケラチンとして

細胞の機能的な構造
①細胞膜

　成分は，脂質・蛋白質・少量のコレステロール
　脂質は主にリン脂質
　外側は親水性，内側は疎水性で，二重に配列しており，脂質二重層という．
　脂質二重層では，通れるものと通れないものとがあり，半透膜とよばれる．
　また，ある物質は通しやすいが，ある物質は通しにくいという選択的透過性
　がある（例：K^+ のほうが，Na^+ より通りやすい）．

1. 生理学の基礎

● ワンポイント 豆知識

- ■細胞膜の蛋白質の機能
  - ■イオンチャネル
  - ■能動輸送のポンプ
  - ■レセプター（受容体）
  - ■酵素

②ミトコンドリア
　クエン酸回路と電子伝達系を持っており ATP を合成する．
　肝臓や筋肉など，代謝が大きいものには大量のミトコンドリアが含まれる．
③粗面小胞体
　顆粒状のリボソームが多く付着している．
　リボソームは，蛋白質を合成している．
④滑面小胞体
　細胞によって機能が異なる．
　筋細胞では，筋小胞体として筋収縮に必要なカルシウムの貯蔵
⑤ゴルジ装置
　粗面小胞体のリボソームでつくられた蛋白を濃縮・修飾し，完成させる．
⑥リソソーム（ライソソーム）
　ゴルジ装置で形成される．
　蛋白質，核酸，多糖類などの高分子物質をはじめ，さまざまな物質を消化する酵素を含む小胞で，細胞内での消化を行う．
⑦ペルオキシソーム
　過酸化水素を合成する酵素を含む小胞
　さまざまな有機物質の酸化に関与している．
⑧中心体
　2つの中心小体からなる．
　2つの中心小体は細胞分裂に際し，新しい細胞の両極に移動し2つの紡錘体の極として，赤道上に並んだ染色体を紡錘糸によってそれぞれの娘細胞に引っ張る．

1. 生理学の基礎

⑨細胞骨格
細胞を形作り，また細胞の運動を行っているものであり，マイクロフィラメント，中間径フィラメント，微小管の3種類がある．

⑩核
細胞膜と同様に内外2枚の二重膜である核膜に覆われている．
遺伝子DNAを含んでいる．
DNAは，ヒストン蛋白質と結合し巻きついた構造となって散在しており，クロマチン（染色質）とよばれる．

■ 核小体
- 核の中にあり，リボソームの合成をしている．
- 合成したリボソームは，核膜孔を通り，細胞質内に出ていく．

■ DNA
- 2本の鎖からなり，核酸を構成する4つの塩基の組み合わせ（塩基配列）が遺伝情報となっている．
- 2本の鎖は，グアニン（G）はシトシン（C）と結合し，アデニン（A）はチミン（T）と結合し，互いに巻きついた構造となっており，これを二重らせん構造という．
- ＊DNAは，2mにも及ぶ巨大分子

● ワンポイント 豆知識

鎖は，リン酸とデオキシリボースとが繰り返し結合してできているが，1つのリン酸と1つのデオキシリボースと1つの塩基が基本単位であり，これをヌクレオチドという．⇒2本の鎖は，細胞分裂によって2つの細胞になるときの，それぞれの細胞の遺伝子の鋳型となる．

1. 生理学の基礎

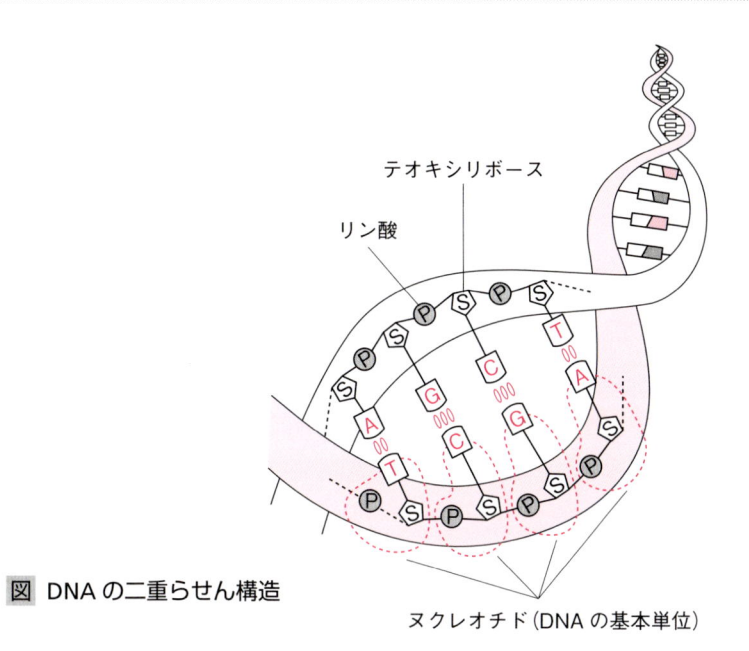

図 DNA の二重らせん構造

リン酸
テオキシリボース
ヌクレオチド（DNA の基本単位）

■ 染色体
- 遺伝子の DNA は，通常は見えないが，細胞分裂の際には染色体として見えるようになる．
- 染色体は，ヒトの場合，22 対（44 本）の常染色体と，1 対（2 本）の性染色体で，合計 23 対（46 本）

■ RNA
- DNA を，転写（コピー）したもの
- DNA は大切な遺伝情報であるので，これを利用する時は，RNA に転写してから利用
- DNA との違いとして，3 つがある．

表 DNA と RNA の違い

	DNA	RNA
鎖の数	2 本	1 本
糖	デオキシリボース	リボース
塩基の一つ	チミン	ウラシル

1. 生理学の基礎

■ 転写・翻訳
- DNA から，RNA に写し取ることを転写という．
- 転写は核内で行われる．
- また RNA から蛋白質を合成することを，翻訳という．

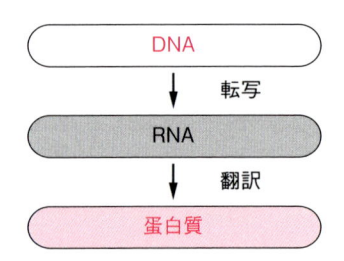

```
    DNA
     ↓   転写
    RNA
     ↓   翻訳
    蛋白質
```

■ 受動輸送
- 物質の輸送にエネルギーを使っていない場合をいい，拡散・浸透・ろ過がある．

① 拡散……その名の通り，拡がっていくというイメージである．
分子運動により，だんだんと均一に拡がっていくものを単純拡散という．細胞膜を超えて拡がっていく場合に，その細胞膜の輸送体を介しているものを促通拡散という．

② 浸透……濃度の違う 2 つの液体が半透膜で隔てられていた場合に起こる．浸透圧により水が移動する現象で，水は 2 つの液体の濃さが同じになる方向，つまり濃度の薄いほうから濃いほうへ移動する（水の移動により，濃いほうは水により薄められ濃度は低くなっていき，薄いほうは水の減少により濃度が高まっていく）．

● ワンポイント 豆知識

特に蛋白質粒子は大きいため，半透膜を透過できずに水だけが移動することになる．
この場合の浸透圧を，特に膠質浸透圧という．

③ ろ過……フィルターで濾すことによって，粒子の大きいものと粒子の小さい

1. 生理学の基礎

ものを分けること．原尿は腎臓の糸球体で，血液のろ過により作られる．

■ 能動輸送

- 物質の輸送にエネルギー（ATP）を使っている場合で，ナトリウムポンプ，カルシウムポンプなどがある．
- 広い意味（広義）では，エンドサイトーシスやエクソサイトーシスもエネルギーを使うため能動輸送に含める場合がある．

① ナトリウムポンプ

細胞内に最も多い能動輸送のポンプ

細胞膜では3つの Na^+ を細胞外に出すと同時に，2つの K^+ を細胞内に入れている．

これを特にナトリウム-カリウムポンプとよぶ場合もある．

② カルシウムポンプ

筋細胞にある筋小胞体では，カルシウムポンプにより中に Ca^{2+} を取り込んで貯蔵

筋の収縮時には，このCa^{2+} を放出

③ エンドサイトーシス

大きな物質を細胞内に取り込む方法で，細胞膜が物質を取り囲んで細胞内に

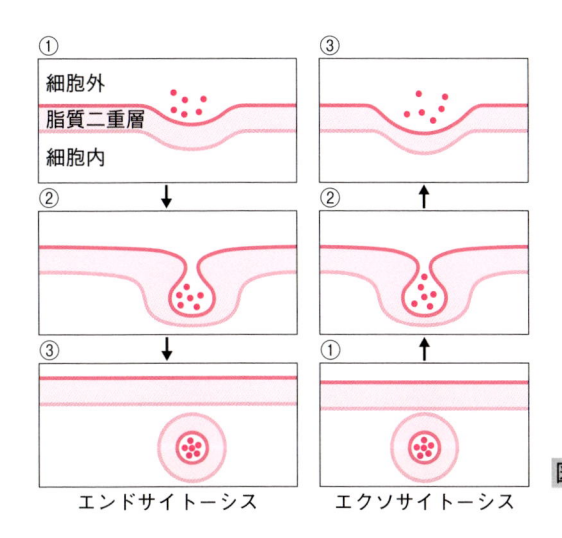

図 エンドサイトーシスとエクソサイトーシス

1. 生理学の基礎

取り入れる.
取り込む物質が固体の場合は食作用,液体の場合は飲作用ともいう.
エンドサイトーシスはエネルギーを必要とするため,広義では,能動輸送の1つ.

④エクソサイトーシス
エンドサイトーシスの逆で,大きな物質を細胞の外に出す方法で,開口分泌ともいわれる.広義では,能動輸送の1つ.

● ポイントマスター
2. 体液

■ 体液の割合は年齢とともに変化する……
- 新生児：体重の 80％，成人：体重の 60％，老人：体重の 50％

■ 細胞外液と細胞内液，体重に占める割合
- 新生児：細胞外液も細胞内液も約 40％
- 成人：細胞外液は 20％（組織液 15％・血漿 5％），細胞内液は 40％（細胞内液が多い）
- 老人：細胞外液は 20％，細胞内液は 30％

■ 体液量の調節
- 腎臓からの細胞外液の排泄は，
副腎皮質から分泌されるアルドステロン（電解質コルチコイド），下垂体後葉から分泌されるバゾプレッシン，心臓から分泌される ANP（心房性 Na^+ 利尿ペプチド）の調節を受ける．

■ 細胞外液とは？
- 細胞外液には，血漿，組織液（間質液），リンパ液，脳脊髄液がある．
- 細胞外液は，細胞の生活環境の場となっているので内部環境という．
- 成人では細胞外液のうち，約 1/4 は血液中の血漿

■ 生理食塩水とは？
血漿浸透圧は，290mOsm/ℓ で，大部分は電解質による浸透圧
0.9％ NaCl 溶液による浸透圧に相当し，これを生理食塩水という．
この値と同じ浸透圧を等張という．
＊水に溶かすと電荷をもったイオンに電離する物質を電解質という．

2. 体液

■ 膠質浸透圧とは？
- 膠質浸透圧とは浸透において，蛋白質が水分子を引き付ける力（圧力）のこと
- 血漿中の蛋白質のうち，血漿膠質浸透圧への寄与が一番大きいのはアルブミン

■ 浸透圧はどこで感知するのか？
- 浸透圧受容器は視床下部に存在

■ 浸透圧の調節は大切か？
- 浸透圧は細胞膜を通じて水を移動させてしまうため，その大きさは大きすぎても小さすぎても細胞は生きていけない．

■ 細胞外液の成分と，細胞内液の成分は？
- 細胞外液の成分は，多いものからNa^+，Cl^-，そしてかなり少なくなってHCO_3^-

  これに対して細胞内液の成分は，多いものからK^+，HPO_4^-，蛋白質イオン

■ 血漿中の成分　ベスト3

①陽イオン（プラスイオン）
1. Na^+ 　142mEq/ℓ
2. K^+ 　5mEq/ℓ
3. Ca^{2+} 　5mEq/ℓ

②陰イオン（マイナスイオン）
1. Cl^- 　103mEq/ℓ
2. HCO_3^- 　27mEq/ℓ
3. 蛋白質　16mEq/ℓ

↑＊数値は正確に覚えていなくても，傾向をつかんでおけばいい……

2. 体液

■ 細胞外液のホルモンによる調節
- バゾプレッシン……腎臓の集合管での水の再吸収
- アルドステロン（電解質コルチコイド）……腎臓の遠位尿細管でのNa^+の再吸収の促進
- 心房性Na^+利尿ペプチド（ANP）……腎臓の遠位尿細管でのNa^+の再吸収の抑制

■ バゾプレッシンは，どこからいつ分泌される？
- 下垂体後葉が分泌
- 体液中のNa^+の増加（血漿浸透圧の上昇），体液量が減少した場合に分泌

■ アルドステロンとは，どこからいつ分泌される？
- レニン-アンジオテンシン-アルドステロン系により副腎皮質が分泌
- レニンは腎臓から出るホルモンで，傍糸球体細胞が腎血流量の減少を感知すると分泌

■ 心房性Na^+利尿ペプチドは，どこからいつ分泌される？
- 心房が分泌
- 体液中のNa^+の増加（血漿浸透圧の上昇），体液量が増加した場合に分泌

■ 細胞外液のpHはどのくらいか？
- pHの正常値は，7.4
- これより酸性側（pHは小さい値）にあればアシドーシス
- アルカリ性側（pHは大きい値）にあればアルカローシス

2. 体液

● ワンポイント 豆知識

pHとは……
* pHとは，水素イオン濃度といい，水素イオン（H^+）の量を表す．
  - 水素イオン（H^+）は，酸の原因物質であり，
    pHの値が小さいほどH^+の量は多く酸性が強い．
    pHの値が大きいほどH^+の量は少なくアルカリ性が強い．
  - 水に含まれているH^+の量は 7.0 で示され，これを中性という．

■ pHを一定に保つためのしくみにはどのようなものがあるか？
- pH = 7.4 に保つために，体内で発生する酸を排泄しているのは肺と腎臓
- さらに血漿中には血液のpHの変動を防ぐ緩衝系が存在

● ワンポイント 豆知識

CO_2は体液に溶けると炭酸となる．
$CO_2 + H_2O \longrightarrow H_2CO_3$
肺では，CO_2をH_2Oとともに呼気として排泄
腎臓ではH^+を尿中に排泄

■ 緩衝系にはどのようなものがあるか？
- 重炭酸緩衝系，血漿蛋白緩衝系，ヘモグロビン緩衝系，リン酸緩衝系がある．
  このうち，重要なものは重炭酸緩衝系

■ アルカローシスの時，重炭酸緩衝系はどのように作用するか？
$H_2CO_3 \longrightarrow H^+ + HCO_3^-$
- H^+とHCO_3^-（重炭酸イオン）をともに増加させる．

2. 体液

■ アシドーシスの時，重炭酸緩衝系はどのように作用するか？

$$H_2CO_3 \longleftarrow H^+ + HCO_3^-$$

- H^+ と HCO_3^-（重炭酸イオン）をともに減少させる．

■ 嘔吐が起こると，pH はどうなるか？
- 胃酸が排泄されるので，pH は大きくなる（代謝性アルカローシス）．

■ 激しい下痢が起こると，pH はどうなるか？
- 腸からの排泄物はアルカリ性であり，pH は小さくなる（代謝性アシドーシス）．

■ 呼吸と，pH の変動はどうなるか？
- 肺からは，呼気により二酸化炭素＋水蒸気（あわせて炭酸となる）を排泄
- 呼吸が増加すると pH は大きくなる（呼吸性アルカローシス）．
- 呼吸が減少すると pH は小さくなる（呼吸性アシドーシス）．

■ 腎疾患により，pH の変動はどうなるか？
- 腎臓からは，尿中に酸を排泄
- 腎機能の低下により酸の排泄が減少すると pH は小さくなる（代謝性アシドーシス）．

■ 糖尿病や飢餓時には，pH の変動はどうなるか？
- 脂質代謝が促進されケトン体が増加すると，pH は小さくなる（代謝性アシドーシス：ケトアシドーシス）．

● ポイントマスター

3. 血液

■ 血液の役割
- 運搬機能……（熱も運んでいる）
- ホメオスタシス
- 止血機構
- 生体防御機構

● ワンポイント 豆知識

- 加齢による変化
  - ホメオスタシス機構により，pH，浸透圧，血糖値の変化は少ない．
  - 最大呼吸量（最大換気能力），腎血流量は変化量が大きい．
  - 運動による心拍数の上昇は起こるが，激しい運動の場合でも，それ以上の心拍数の上昇は起こりにくくなる．

● ワンポイント 豆知識

- 血液は細胞外液の1つである……よって海の成分に似ている．
  ⇒ 血液の液体成分を血漿という ⇒ 血漿からフィブリン（線維素）を除いたものを血清という〔フィブリン（線維素）を除去し凝固しないようにしたもの〕．

■ 血液の基準値
- 血球細胞は骨髄の（多能性）血液幹細胞から分化（胎児では肝臓，脾臓でも造血）

3. 血液

- 赤血球……男性 500 万 /mm³　女性 450 万 /mm³ ← この男女差は，血球成分の割合を示すヘマトクリットに表れる……男性 45％，女性 40％ ⇒ 血漿の割合は男性 55％，女性 60％
- 白血球……3,500 〜 9,000/mm³
- 血小板……13 万〜 35 万 /mm³
- 血漿蛋白質……7.5g/dℓ
- 空腹時血糖値……70 〜 110mg/dℓ ⇒ 170mg/dℓ を超えると尿中に糖が出る．
- 血漿浸透圧……280 〜 290mOsm/ℓ（ミリオスモル）⇒ この浸透圧をもつ 0.9％食塩水を生理食塩水という．⇒ ブドウ糖溶液では 5％溶液となる．
  ☞ 白血球と血小板の基準値について；
  　解剖学と生理学とで異なる基準値が表記されています．
  　本書では東大病院における血液検査の基準値に近い方に統一しました．

● ワンポイント 豆知識

- 浸透圧が血漿浸透圧と同じ　……等張
- 浸透圧が血漿浸透圧より高い……高張
- 浸透圧が血漿浸透圧より低い……低張

● ワンポイント 豆知識

- 血漿蛋白質の機能
  - 膠質浸透圧の維持……血液中に水を引きつけ，浮腫（むくみ）を防ぐ．アルブミンは血漿蛋白質の約 60％を占め，膠質蛋白質の一番大きな原因である．
  - 血漿の粘性付与
  - 緩衝作用…………血漿蛋白緩衝系という．
  - 栄養機能…………蛋白質は 3 大栄養素の 1 つ
  - 担送機能…………水に溶けない脂溶性物質を運ぶ．
  - 免疫機能…………γ-グロブリンは抗体として免疫に作用
  - 血液凝固機能……フィブリノゲンは血液凝固因子の第Ⅰ因子である．

3. 血液

● ワンポイント 豆知識

- 血糖値を高くするホルモン……
  - 成長ホルモン
  - 甲状腺ホルモン（T_3：トリヨードサイロニン，T_4：サイロキシン）
  - 副腎髄質ホルモン（アドレナリン，ノルアドレナリン）
  - 副腎皮質ホルモン（糖質コルチコイド：コルチゾル，コルチコステロン）
  - グルカゴン
- 血糖値を低くするホルモン……インスリンのみ

- 血漿カルシウム濃度……10mg/dℓ

● ワンポイント 豆知識

- 血漿カルシウム濃度を高くするホルモン……パラソルモン（上皮小体ホルモン：副甲状腺ホルモン）
- 血漿カルシウム濃度を低くするホルモン……カルシトニン

■ 赤血球

- 無核，円盤状の細胞
- 腎臓から分泌されるエリスロポエチンにより増加
- 寿命は120日……脾臓や肝臓など細網内皮系器官により破壊，溶血 ⇒ 血漿中のヘモグロビンはヘムとグロビン，ヘムはさらに鉄とビリベルジンに分解
- ビリベルジンはビリルビンとして肝臓に運ばれグルクロン酸抱合を受け，胆汁中の胆汁色素として排泄，腸内で還元

● ワンポイント 豆知識

- 血中ヘモグロビン値は，男性　16g/dℓ
  　　　　　　　　　　　　女性　14g/dℓ

3. 血液

* ＊ほとんどの酸素はヘモグロビンが運搬
* 約1.5％の酸素は血漿に直接溶解され運搬

● ワンポイント 豆知識

ヘモグロビンと酸素の結合は酸素解離曲線で示される．
⇒　p.38, 39　『～ワンポイント豆知識～』を参照

● ワンポイント 豆知識

- 赤血球による二酸化炭素の運搬
  - CO_2の大部分が赤血球内に入るが，そのうち80％以上はHCO_3^-（重炭酸イオン）となり血漿へ出ていき，ヘモグロビンと結合しているのは，約15％程度
  - 赤血球の中に二酸化炭素が取り込まれても，重炭酸緩衝系やヘモグロビン緩衝系によりH^+の数は調節され，赤血球内のpHは一定に保たれる．

■ 白血球の機能

* 好中球……一番多い．自由に遊走し，貪食（どんしょく）
* 好酸球……寄生虫に対する免疫
* 好塩基球……肥満細胞とともにアレルギーに関与．ヒスタミンを遊離
* 単球……組織の中に入りマクロファージとなる．貪食した抗原の提示を行う
* Tリンパ球……骨髄から胸腺に移り，胸腺で成熟．細胞性免疫の役割を担う．
  サイトカイン（リンパ球が出すのでリンフォカインともよばれる）を分泌．免疫を活性化
* ＊ヘルパーTリンパ球から分泌する抗ウイルス作用をもつサイトカインをインターフェロンという．
* Bリンパ球……骨髄で成熟し，液性免疫を担う．
* ＊液性免疫とは抗体による免疫を指し，Bリンパ球および，その成熟型である形質細胞は抗体を合成する．

3. 血液

■ 抗体

抗体は，γ-グロブリン（免疫グロブリン）とよばれる血漿蛋白質であり，そのサブユニットには次の5つがある．

① IgA　唾液や涙，乳汁など外分泌液に含まれ，局所での免疫に作用
② IgD　Bリンパ球表面に存在する抗体で，血液中には極微量しか存在しない．上気道感染の防衛上IgDが重要な働きをしているともいわれている．
③ IgE　最も血液中の量が少ない免疫グロブリンで，好塩基球や肥満細胞に結合しヒスタミンとよばれる生理活性物質を分泌させ，アレルギーを起こす．
④ IgG　血液中に最も多く，血液中に約1,200mg/dℓ含まれる．種々の抗原（細菌，ウイルスなど）に対する抗体を含む．
⑤ IgM　感染成立時に，すぐに作られる．これを一次免疫応答という（IgMが作られた後に，IgGが作られる）．

■ 血小板の機能

- 巨核球の細胞質からなり，核はなく，寿命は3〜10日

● ワンポイント 豆知識

- 出血が起こると血小板が集まって血小板血栓（一次血栓）をつくる．
  しかし，それだけでは出血は止められない……
  大きな血栓となる必要があるからだ!!
  ここで，血液凝固因子の登場である．
  血液凝固因子は，3つの相に分かれた連鎖反応によって，フィブリンを作成し，血小板による血栓を強固なものとしていく．

3. 血液

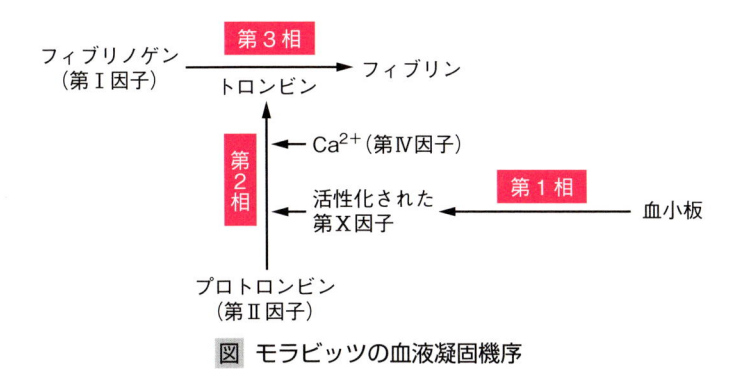

```
フィブリノゲン    第3相
（第Ⅰ因子）  ──────→ フィブリン
              トロンビン
                 ↑
              ← Ca²⁺（第Ⅳ因子）
            第
            2  ← 活性化された    第1相
            相    第Ⅹ因子    ←──────── 血小板
                 ↑
           プロトロンビン
           （第Ⅱ因子）
```

図 モラビッツの血液凝固機序

● ワンポイント 豆知識

- 特に第1相は組織の破壊によっても引き起こり，これを外因系とよぶ．
- 組織中にあり，この作用を引き起こすものを組織トロンボプラスチンという．

◎また，血栓が不要になるとプラスミンの作用によりフィブリンを溶解し，血栓を溶解してしまう．これを線維素溶解現象という．

■ 覚えよう!!　血液凝固因子

特にⅧとⅨは大切だよ!!

- Ⅰ　フィブリノゲン
- Ⅱ　プロトロンビン
- Ⅲ　組織トロンボプラスチン
- Ⅳ　カルシウムイオン
- Ⅷ　抗血友病因子　⇒ これが先天的に欠乏しているのが，血友病（血友病A）
- Ⅸ　クリスマス因子　⇒ これが先天的に欠乏しているのが，クリスマス病（血友病B）
- Ⅻ　ハーゲマン因子

3. 血液

● ワンポイント 豆知識

- ヘパリンとは，肝臓で生成される血液凝固を阻止する物質
- 留置針を血管内に刺して留置するときに，内部で血液が凝固しないようにヘパリンで満たしておく．
  これをヘパロックという．

● ポイントマスター

4. 循環

■ 心臓の構造
- 心臓の部屋は4つ→左の心房・心室の2つと，右の心房・心室の2つがペア

■ 左心系
- 左のペアは全身に動脈血を送り出す→体循環（大循環ともいう）
- 左の房室弁は2枚の弁（腱索・乳頭筋も2つ）の僧帽弁，動脈弁は大動脈弁

■ 右心系
- 右のペアは肺に静脈血を送り出す→肺循環（小循環ともいう）
- 右の房室弁は3枚の弁（腱索・乳頭筋も3つ）の三尖弁，動脈弁は肺動脈弁

● ワンポイント 豆知識

- 心房の出口には房室弁，心室の出口には動脈弁があり，血液の逆流を防ぐ．
- 弁の配置は，一番前側に位置しているのは肺動脈弁，真中に位置しているのが動脈弁，後側に位置しているのが房室弁の2つ．

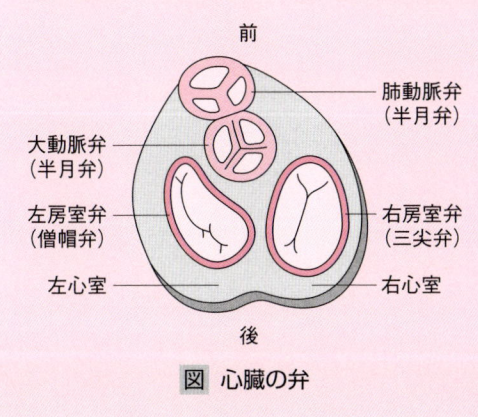

図 心臓の弁

4. 循環

■ ペースメーカー
- 心臓のペースメーカー（歩調とり部位）は洞房結節（キース-フラック結節）
- 洞房結節は，歩調とり電位という規則正しい脱分極をもつ．
- 歩調とり電位により膜電位が閾電位より高くなると活動電位を生じる．

■ 興奮伝導系（刺激伝導系）
- 活動電位は，洞房結節（右心房）→房室結節（右心房）→ヒス束（右心房～中隔）→（左右に分かれて）左脚→左心室のプルキンエ線維と右脚→右心室のプルキンエ線維を経て，心筋へと伝わる．
- この活動電位の道筋を興奮伝導系（刺激伝導系）といい，興奮伝導系を構成する筋を特殊心筋とよぶ．

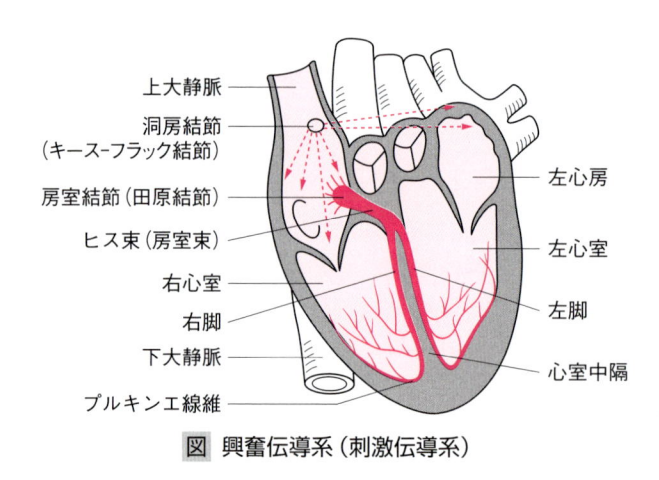

図 興奮伝導系（刺激伝導系）

■ 心筋の特徴（骨格筋と比べて……）
- 心筋を引き延ばせば，それだけ収縮を増す．その結果，1回拍出量が増大する．
  - ☞ 静脈から心臓に戻ってくる血液は心筋を引き延ばすので静脈圧は増加する．このように静脈還流量の増加により，1回拍出量が増加する．このような性質をスターリングの心臓の法則という．
- 大静脈から心房に戻る静脈還流量の増加により，右心房の内圧が上昇（心房の伸展受容器の興奮）により，心拍数が増加する．この反射機構をベインブ

リッジ反射といい，延髄の循環中枢を介する反射である．

■ 心臓の音

- 心音──→弁が閉じる時に音が生じる．
  - ☞ 房室弁が閉じる時に聞こえる音がⅠ音
  - ☞ 動脈弁が閉じる時に聞こえる音がⅡ音
- 音がいつ聞こえるかは，弁が閉じるタイミングを知っておけばいい．

■ 心臓の周期

- 基本的には心室が血液を吸い込むタイミングと，心室が血液を追い出すタイミングを考えればいい．
  これと，心房の収縮，房室弁と動脈弁の閉じるタイミングにより，5 期に区分けされている．

1. 等容性弛緩期……心室が弛緩してくるが，（心房内圧＜心室内圧により）まだ房室弁は開いていないので心室の血液の容積は等容
2. 充満期……（心房内圧＞心室内圧により）房室弁が開き，心室に血液を吸い込んでいる．
3. 心房収縮期……（心房内圧＞心室内圧により房室弁は開いている）さらに心房の収縮が加わり，心室への血液の流入が勢いつく．
4. 等容性収縮期……（心房内圧＜心室内圧により）房室弁が閉鎖するとⅠ音が発生．心室の入れ口も出口もすべての弁が閉じていることになる．心室筋は収縮するが，まだ動脈弁は開いていないので，心室の血液の容積は等容
5. 駆出期……（心房内圧＜心室内圧により房室弁は閉じている）動脈弁は開き，筋収縮による心室内容積の減少により実際に血液を押し出している．
   ＊駆出期における血液の駆出が終わると，動脈弁が閉じ（Ⅱ音が発生），等容性弛緩期となる．

4. 循環

■ 心電図

- 心臓の周期と関連させて標準肢誘導を覚えておく．

□心電図（標準肢誘導）

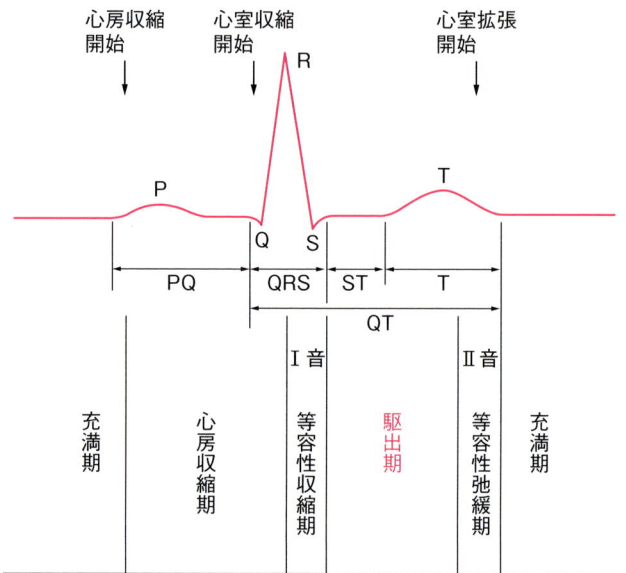

心房収縮開始 ↓
心室収縮開始 ↓
心室拡張開始 ↓

波形：P, Q, R, S, T
区間：PQ｜QRS｜ST｜T
QT

Ⅰ音 ／ Ⅱ音

充満期｜心房収縮期｜等容性収縮期｜駆出期｜等容性弛緩期｜充満期

波の名称	意味
P波	心房の興奮・収縮開始（脱分極）
QRS波	心室全体の興奮・収縮開始
T波	心室の興奮・収縮の終了回復（再分極）
PQ波またはPR波	（P波～Q波）または（P波～R波） 心房の興奮が心室に伝わるまで 房室間興奮伝導時間
ST波	（S波～T波） 心室全体の興奮の開始から終了まで
QT波	（Q波～T波） 基本的にはSTと同じだが，電気的には心室の興奮開始はQ波からとする

図 正常心電図と心臓の動き

■ 心臓の動きの基本

- 心室が弛緩しているとき……心房は興奮，収縮している→心房の興奮，収縮開始の時にP波
- 心房が弛緩しているとき……心室は興奮，収縮している→心室の興奮，収縮

開始の時（心室に活動電位が届いてから心室全体に興奮が広がるまで：心室の脱分極）にQRS波
- 心室の興奮，収縮終了（心室興奮の回復：心室の再分極）の時にT波

● ワンポイント 豆知識

- 心電図の読み取りは，P，QRS，Tと心臓の周期を覚えていれば大丈夫だ！
- 心房の収縮の開始から，心室の収縮の開始まで（房室間興奮伝導）が，PQ（PRでもよい）
- 心室の収縮の開始から終了までが，ST〔活動電位の到達でいえばQT（電気的心室興奮）〕だということはわかる．

■ 心電図でわかること
- 心拍数，リズム，頻脈
- 期外収縮，細動
- 興奮伝導時間（房室間伝導時間，平均電気軸）と興奮伝導の障害（房室ブロック，脚ブロック，WPW症候群）
- 血液の流れ（心筋虚血，心筋梗塞）
- 心室肥大

■ アイントーベンの法則
- 左手と右手，左足の3点に電極を置き，左手と右手の電位差をⅠ（第Ⅰ誘導），右手と左足の電位差をⅡ（第Ⅱ誘導），左手と左足の電位差をⅢ（第Ⅲ誘導）とすると，
Ⅰ＋Ⅲ＝Ⅱが成り立つ．これをアイントーベンの法則という．
このとき，左手，右手，左足を結んでできる仮想の正三角形をアイントーベンの正三角形モデルという．

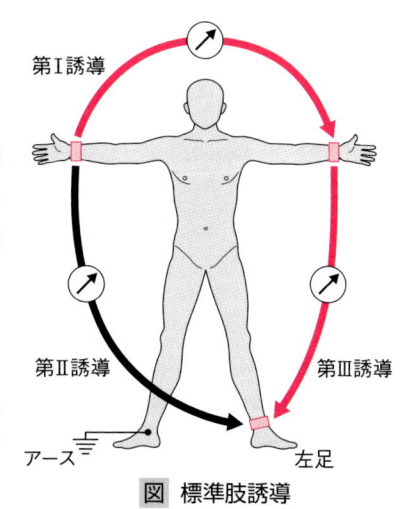

図 標準肢誘導

4. 循環

● ワンポイント 豆知識

平均電気軸とは？
　第I誘導で流れる活動電位の方向は，左手→右手であり，この方向を基準として，
　　どの方向に活動電位が起こっているかを平均電気軸で表現する．
　　成人では，－30°〜＋110°の方向である（時計回りに下向きを＋，上向きを－とする）．

■ 血液の循環ルート

- 左心室 ⇒ 大動脈 ⇒ 細動脈 ⇒ 毛細血管 ⇒ 細静脈 ⇒ 大静脈 ⇒ 右心房 → 右心室 → 肺動脈 → 肺胞の毛細血管 → 肺静脈 → 左心房
- 動脈，静脈の基本構造は，外膜，中膜，内膜の3層構造であるが，毛細血管は血管内皮細胞の1層からなり，物質の透過性がよい．

■ 血管の機能

①大動脈は弾性血管……心室収縮時に心室から送り出される強い血圧を受け，心室弛緩期（拡張期）に弾力性で血液を末梢へ送る．
②細動脈は抵抗血管……血管の内径を変化させ，血圧を調節
　交感神経が血管平滑筋に作用し血管は収縮．交感神経の作用が弱まると血管は拡張
③毛細血管は交換血管……1層の血管内皮細胞からなり，細い隙間は半透膜として物質を交換．拡散による物質の移動はその濃度差に比例
　＊体内には非常に多くの毛細血管が存在しているため，総断面積は最も大きい．
　＊血圧は，毛細血管内の水を組織液へ押し出す原動力として作用
　＊毛細血管内の膠質浸透圧は組織液から毛細血管内へ水を引き込む原動力として作用
④静脈は容量血管……ゆっくり血液が流れ，血圧が非常に低い．あたかも川の途中にあるダムのようであり，貯血の役割を担う．
　血圧が非常に低いので，逆流を防ぐために静脈弁がある．

4. 循環

● ワンポイント 豆知識

静脈還流を起こすもの……
- 骨格筋の収縮による筋肉ポンプ
- 吸息時の胸腔内圧の低下による血液の胸腔への引き込み
- 心室の収縮期における心房内圧の低下による血液の心房への引き込み

■■ 動脈血と静脈血

- 動脈血：O_2 多い，CO_2 少ない．

  （肺胞）⇒ 肺静脈 ⇒ 左心房・左心室 ⇒ 大動脈 ⇒ 細動脈 ⇒ （毛細血管）を流れる．

- 静脈血：O_2 少ない，CO_2 多い．

  （毛細血管）⇒ 大静脈 ⇒ 右心房・右心室 ⇒ 肺動脈 ⇒ （肺胞）を流れる．

■■ 血圧の変動と求め方

- 動脈血圧は，心臓の拍動により変化する．
- この動脈血圧は，次の式により平均血圧が求められる．

  平均血圧＝最低血圧＋脈圧／3

- 最高血圧と最低血圧の差を脈圧とよび，また，この最高血圧と最低血圧の値により血圧が正常かどうかを判定

表 血圧の正常値

分類	最高血圧 (mmHg)	最低血圧 (mmHg)
至適血圧	＜ 120　かつ	＜ 80
正常血圧	＜ 130　かつ	＜ 85

- 正常血圧は，最高血圧が 130 未満，最低血圧が 85 未満の両方を満たしている場合
- 至適血圧は，特に最高血圧が 120 未満，最低血圧が 80 未満の両方を満たしている場合
- 基本的に正常血圧の値より高い場合は高血圧の範疇となる．

4. 循環

● ワンポイント 豆知識

最高血圧を収縮期血圧，最低血圧を拡張期血圧ともいう．

- 血圧は次の計算式により求めることもできる．
  血圧＝血流×抵抗（＊オームの法則　電圧＝電流×抵抗）
- 血流（の量）は心室収縮力による心拍出量（循環血液量）
- 抵抗の大きさは細動脈の血管平滑筋の収縮（末梢血管収縮による末梢血管抵抗の増加），血液粘度の増加，細動脈（弾性血管）血管壁弾性力の低下により増大する．

■ 心拍出量
- 肺動脈は大動脈と比べ，約1/6程度の血圧だが，拍出される血液量は同じ．

■ 循環の調節
- 循環の中枢：循環をコントロールする中枢は，延髄（の網様体）に存在
- 自律神経（交感神経・副交感神経）による神経性調節とホルモンによる体液性調節による．
- 心拍数は副交感神経（迷走神経）の作用により抑制（迷走神経は，洞房結節興奮の頻度を低下），心収縮力は交感神経により促進

● ワンポイント 豆知識

- 血圧は頸動脈洞と大動脈弓で感知し，圧受容器反射（高圧受容器反射）を起こす．
- 血圧が上昇した場合は，交感神経を抑制→心機能低下
- 血圧が低下した場合は，交感神経を促進→心機能増加

4. 循環

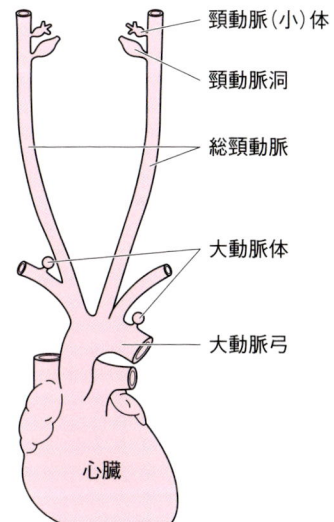

図 化学受容器〔頸動脈（小）体・大動脈体〕
と圧受容器（頸動脈洞・大動脈弓）
（Ganong 原図より）

図中ラベル：頸動脈（小）体／頸動脈洞／総頸動脈／大動脈体／大動脈弓／心臓

● **ワンポイント 豆知識**

- 血液中の酸素分圧の低下，二酸化炭素分圧の上昇は，交感神経を促進→心機能増加（化学受容器反射）
- 血液中の酸素，二酸化炭素は，頸動脈（小）体，大動脈体，延髄の腹側表面で感知

クッシング反射

- 外傷などにより脳圧が高まると，脳血管を圧迫するため循環障害が起き，脳内の酸素分圧の低下，二酸化炭素分圧の上昇が起こる→この場合交感神経を促進させ血流を確保

● **ワンポイント 豆知識**

- 大切な脳への動脈血流のルートは内頸動脈と椎骨動脈の2つ．
  その割合は内頸動脈が約80％，椎骨動脈が約20％
  大脳動脈輪で合流しており，脳のどの部位へも十分な血液供給をしやすい．
- 脳からの静脈血は硬膜静脈洞から内頸静脈を下行する．

4. 循環

● **ワンポイント 豆知識**

- 肝臓への血流のルートは，肝動脈と門脈がある．
  その割合は肝動脈が約 30%，門脈が約 70%
- 肝臓からの血液は肝静脈として出ていき，下大静脈に合流．肝静脈は，肝門から出ていない．
- 門脈の血流のもとになる大きな血管に，上腸間膜静脈，下腸間膜静脈，脾静脈の 3 つがあり，これらを 3 主根，または 3 大根という．

● **ワンポイント 豆知識**

- 筋運動は還流圧が低い静脈での血液やリンパ管でのリンパ液の流れを促進する（筋肉ポンプ作用）．
- 筋肉ポンプ作用のほか，弁による逆流の防止，吸気時における胸部の拡張も静脈やリンパ管での還流を促進

■ リンパ液
- 毛細血管より外に出た細胞外液を組織液（または間質液）という．
- 組織液は，毛細血管へ戻るか，リンパ管に入りリンパ液となる．
- リンパ管は，組織の毛細リンパ管からはじまり左右の太い本幹（左：胸管，右：右リンパ本幹）となり静脈角で静脈に合流
- リンパ管は過剰な組織液（間質液）や蛋白質を静脈角より静脈に送り，組織液（間質液）の膠質浸透圧を調節し浮腫を解消
- リンパ管内には多数のリンパ節を備え，免疫の機能を担う．
- 消化吸収された脂質は胸管の途中にある乳び槽に運ばれるため，リンパ液は乳び状に白濁

4. 循環

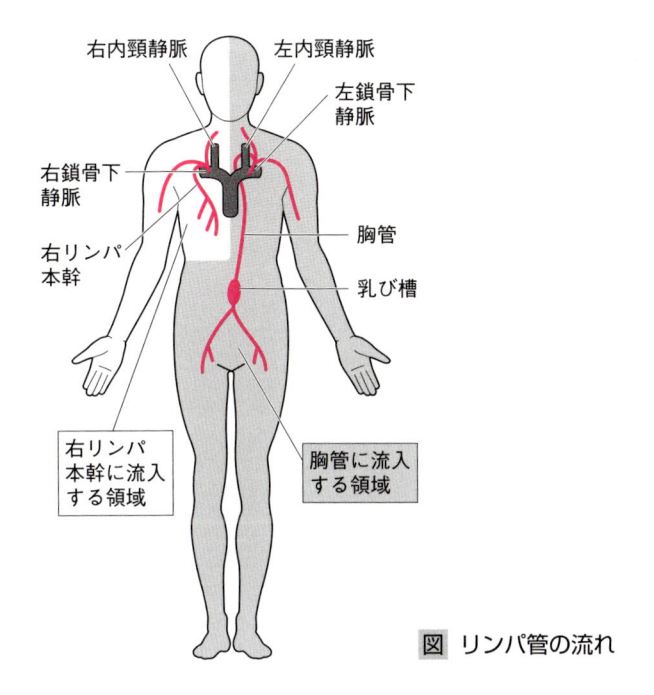

図中ラベル：右内頸静脈、左内頸静脈、左鎖骨下静脈、右鎖骨下静脈、右リンパ本幹、胸管、乳び槽、右リンパ本幹に流入する領域、胸管に流入する領域

図 リンパ管の流れ

- リンパ液の原動力は，筋肉ポンプ作用，リンパ管平滑筋の律動的収縮，吸気時の胸腔内の減圧，隣接する動脈の拍動など
- リンパ管には逆流を防ぐ弁が存在
- 右胸部（右上半身部位）から集められたリンパ液は右リンパ本幹に合流，右の静脈角から静脈へ注ぐ．
- 左胸部（左上半身部位）と左右の腹部より下部（左右下半身部位）から集められたリンパ液は胸管に合し，左の静脈角から静脈へ注ぐ．

● ワンポイント 豆知識

- 静脈角は頸から戻ってくる血液のルートである内頸静脈と，腕から戻ってくる血流のルートである鎖骨下静脈の合流点
  合流した後は腕頭静脈となり，さらに左右の腕頭静脈が合流し上大静脈となり，右心房へ続く．

ポイントマスター
5. 呼吸

■ 胸郭のスペースは？
- 脊柱（胸椎），肋骨，胸骨と，外・内肋間筋，横隔膜で構成
  ⇒ 外肋間筋の収縮による肋骨挙上と，横隔膜の収縮による下降により，胸郭内容積が増大．吸気が起こる．

● ワンポイント 豆知識
> ＊横隔膜は膜状の骨格筋であり，頸神経叢から出る横隔神経が支配

■ 肺まで拡がるのはどうしてか？
- 肺胞は自ら伸縮しない．
- 呼吸時に肺胞が拡がるのは，肺と胸郭がピタッとくっついているから．このピタッとくっていている理由は，少し難しくいえば……肺と胸郭と間の胸膜腔が陰圧だから……

  □ピタッとくっついている．
  　陰圧だから離れない ⇒ 胸膜腔に空気が入ってしまうと，陰圧に保てない ⇒ くっつかなくなる．
  　胸膜腔内圧は吸息で低下，呼息で増加するが，いずれも陰圧

5. 呼吸

図 気胸による胸膜腔内圧の陽圧化

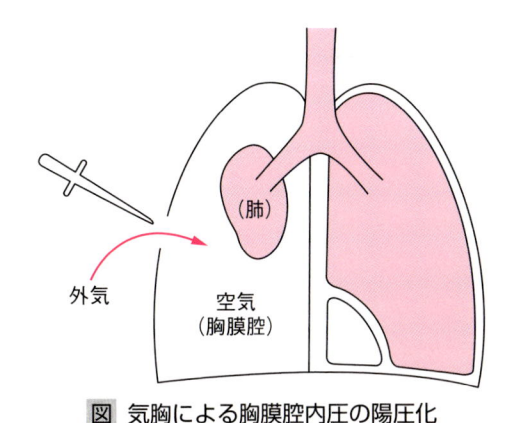

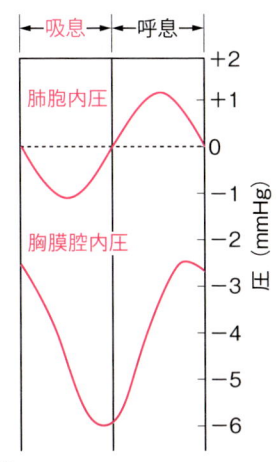

図 吸息・呼息による肺胞内圧，胸膜腔内圧の変化

■ 吸息 ⇒ 呼息の切り替え

『さあ，爽やかな空気を吸ってみましょう！！
しばらくすると息を吐き出したくなりますね！！』
この時，吸気から呼気に切り替えが起きている．
吸息から呼息への切り替え反射をヘーリング・ブロイエルの反射（ヘーリング・ブロイヤーの反射）といい，延髄にある呼吸中枢の作用による．
吸息により肺胞の膨らんできたことを肺伸展受容器が感受し，迷走神経により延髄の呼吸中枢に伝わり，吸息をストップさせる肺迷走神経反射である．

● ワンポイント 豆知識

橋には呼吸調節中枢があり，延髄の呼吸中枢の呼吸リズムを修飾する．

5. 呼吸

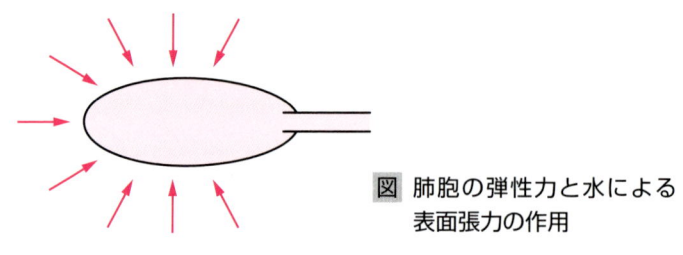

図 肺胞の弾性力と水による表面張力の作用

風船を膨らますのをやめると風船は弾性力により自然にしぼむ.

● ワンポイント 豆知識

通常の呼気は, 弾性線維による肺胞壁の弾性力や吸息に作用する呼吸筋の弛緩などにより自然と起こる.

⇒ でも自然に空気が出てくるだけでは, 楽器などを吹いて奏でることはできない.
意識的に力をこめて吹く（努力性呼息）では, 内肋間筋および腹壁筋を収縮させている.

■ 未熟児は呼吸に注意!!

- 未熟児は, 肺胞の表面活性剤産生細胞からの表面活性剤（界面活性剤：ジパルミトイルレシチン）の分泌が十分でなく, 表面張力が大きいままで肺胞を膨らますことができず呼吸が困難になる場合があり, 肺硝子膜症(しょうしまく)（新生児呼吸困難症候群）という.
  ⇒ このような肺の膨らみやすさはコンプライアンスとして表現される.
  これは, 空気の圧力が増えるごとに, どれだけ肺や胸郭が膨らむのかを表わす.

● ワンポイント 豆知識

肺胞内の水分は, 表面張力により, 丸く小さくなろうとする.
この小さくなろうという作用は分子間力により肺胞にも作用し, 肺を縮める力として作用する.

5. 呼吸

■ 健康診断：体力測定……肺活量とは？

- 安静な状態として普通にしている呼吸の1回分の量を1回換気量といい約450mℓ
  さて，安静な呼吸では吸い終わった時，もっと吸い込もうと思えば息を吸い込むことができますね．
- 安静時の吸息の後に，努力してさらに吸い込むことのできる空気量を予備吸気量という．
- 安静時の呼息の後に，努力してさらに吐き出すことのできる空気量を予備呼気量という．
  肺活量は，それを思いっきりやった状態です．
  つまり……
  肺活量＝予備吸気量＋1回換気量＋予備呼気量
- 肺活量は成人男性では3.8ℓ，成人女性では2.6ℓ程度

● ワンポイント 豆知識

肺活量が，小さくなってしまうと換気量（呼吸量）が小さくなって呼吸が苦しくなってしまう．このような場合を，拘束性換気障害といい，肺線維症の場合などがある．

■ 思いっきり吐き出せば……肺は空っぽにできるか？

- 最大限の呼息の後に，肺内に残っている空気の量を残気量といい約1200mℓ
  ⇒ 安静時の呼息の後に，まだ残っている空気の量を機能的残気量という．
- 機能的残気量は，吐き出すことができる予備呼気量と，絶対に吐き出すことができない残気量とが合わさった量

5. 呼吸

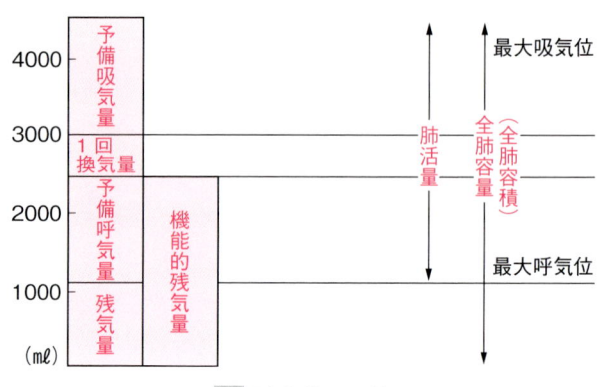

図 肺容積の区分

(縦軸: mL, 4000, 3000, 2000, 1000)
予備吸気量 / 1回換気量 / 予備呼気量 / 残気量
機能的残気量
肺活量
全肺容量（全肺容積）
最大吸気位
最大呼気位

■ 空気の通り道……気道

- 空気の通り道が狭いと息苦しい．この気道の空気の通りにくさを気道抵抗という．
- 喘息の場合，気管支平滑筋の異常収縮により空気の通り道が細くなり，非常に息苦しい．
- 気道の抵抗により呼吸ができない場合を閉塞性換気障害といい，1秒率が低下．
- 1秒率とは，1秒間に肺活量のどれだけの割合の空気を吐き出せるかの割合

■ 死腔

- 気道の中に空気が入っただけでは，呼吸に役立っていない．
- 実際にガス交換を行っているのは肺胞の空気だけ．1回換気量のうち肺胞の空気量を肺胞換気量という．
- 気道内にある空気は，呼吸には役に立っていない．このため気道のことを死腔（解剖学的死腔）という．

*肺胞でもガス交換を行っていないものは死腔であり，肺胞死腔という．
*実際の死腔は解剖学的死腔と肺胞死腔を合わせたもので，これを生理学的死腔という．

5. 呼吸

● **ワンポイント 豆知識**

- 肺胞は半球状の小胞であり，呼吸上皮から拡散によりガス交換を行う．
- ガスの移動……分圧の高いほう⇒分圧の低いほうへ移動

■ 血液中に溶けている空気の成分

- 血液中のガス分圧を調べているのは，化学受容器といい，頸動脈小体，大動脈体，延髄の中枢性化学受容器など
- 頸動脈小体や大動脈体は特に酸素分圧に鋭敏なので，酸素受容器という．
- 延髄の中枢性化学受容器は，特に二酸化炭素分圧に鋭敏なので，二酸化炭素受容器という．

　（＊頸動脈洞と大動脈弓は，血圧を感知しており，圧受容器とよばれる）

● **ワンポイント 豆知識**

肺胞のガス交換で拡散によって空気中から血液中に拡がった酸素，窒素，二酸化炭素などは，空気中と同じ割合で血液の中に溶けている．
これら各気体の示す圧力を分圧といいPをつけて表する．

■ 異常呼吸

- チェーン-ストークス呼吸

←無呼吸→

チェーン-ストークス呼吸

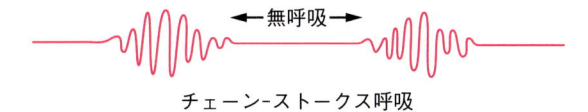

無呼吸 ⇒ 呼吸性アシドーシス ⇒ だんだん深くなる呼吸 ⇒ 頻呼吸 ⇒ 呼吸性アルカローシス ⇒ だんだん浅くなる呼吸 ⇒ 無呼吸
これを繰り返す呼吸
心不全，尿毒症，脳疾患，臨終のときに起こる．

5. 呼吸

- ビオー呼吸

ビオー呼吸

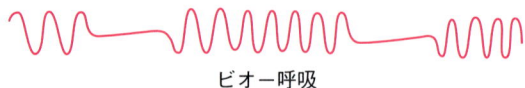

無呼吸 ⇒ 突然の過呼吸 ⇒ 無呼吸

これを繰り返す呼吸

脳圧亢進を伴う脳炎，髄膜炎，脳腫瘍などのときに起こる．

- クスマウル呼吸

クスマウル呼吸

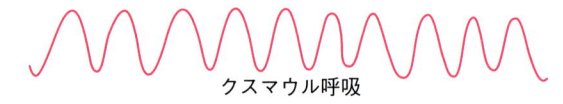

ゆっくりとした深呼吸が続く呼吸

糖尿病，尿毒症のアシドーシスで見られる．

ワンポイント 豆知識

ヘモグロビンと酸素の結合は酸素解離曲線で示される．

酸素分圧が高くなると……結合は（急激に）上昇 ⇒ 肺でたくさんの酸素を結合

酸素分圧が低くなると……結合は（急激）に低下 ⇒ 末梢では酸素を手放す

＊酸素分圧の増加と結合度の増加は比例していない

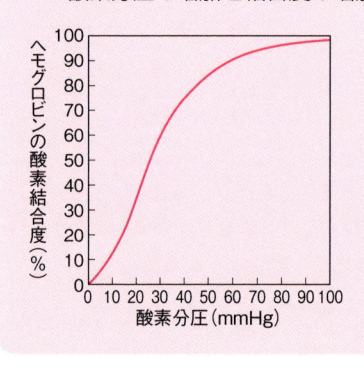

図 酸素解離曲線
（Ganong 原図）

5. 呼吸

● ワンポイント 豆知識

■ 酸素解離曲線に影響を及ぼす要因
　（酸素とヘモグロビンの結合はこう変化する）

①pH が高くなると……結合は，上昇 ⇒ 酸素解離曲線は，左上に移動
　pH が低くなると……結合は，低下*（*ボーア効果）⇒ 酸素解離曲線は，右下に移動

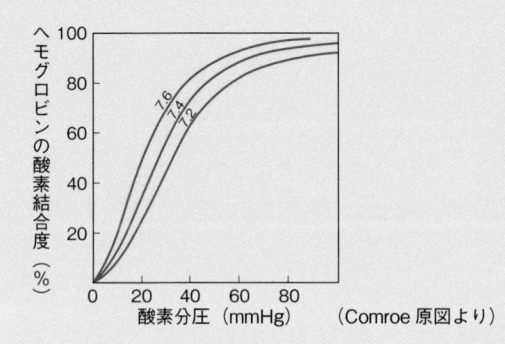

②体温が高くなると……結合は，低下 ⇒ 酸素解離曲線は，右下に移動
　体温が低くなると……結合は，上昇 ⇒ 酸素解離曲線は，左上に移動

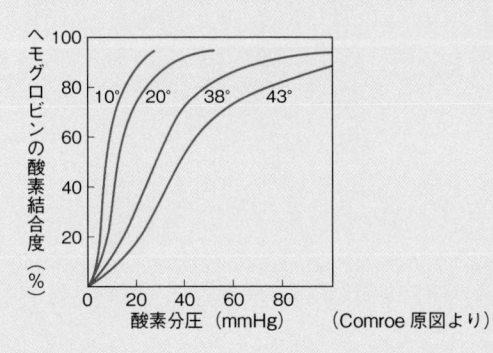

③DPG（2,3-ジホスホグリセリン酸）が多くなると……
　　　　　　　　　　結合は，低下 ⇒ 酸素解離曲線は，右下に移動
　DPG（2,3-ジホスホグリセリン酸）が少なくなると……
　　　　　　　　　　結合は，上昇 ⇒ 酸素解離曲線は，左上に移動

5. 呼吸

● ワンポイント 豆知識

■ 血液中のCO₂の運搬
＊ CO_2 の運搬は，約67%は重炭酸イオンの形で，
カルバミノ化合物による運搬は，25%程度，
そのまま溶解する物理的溶解は約8%程度

■ 重炭酸緩衝系
$$CO_2 + H_2O \rightleftharpoons H_2CO_3 \rightleftharpoons H^+ + HCO_3^-$$
（この反応は，炭酸脱水酵素があると反応速度が約100万倍も速まる）
二酸化炭素は，その大部分（67%）が，重炭酸イオン（HCO_3^-）の形で運ばれ，pHを7.4に保つ重炭酸緩衝系として機能

■ 血漿蛋白緩衝系
血漿蛋白はCO_2と反応してできたカルバミノ化合物が，H^+の数を調節し，pHを一定に保つ緩衝作用に機能⇒これを，血漿蛋白緩衝系という．

■ ヘモグロビン緩衝系（血色素緩衝系）
血漿中のヘモグロビンは，血漿蛋白緩衝系の機能に加えてH^+の数をさらに調節するイミダゾール基も有している．
⇒ これをヘモグロビン緩衝系（血色素緩衝系）という．

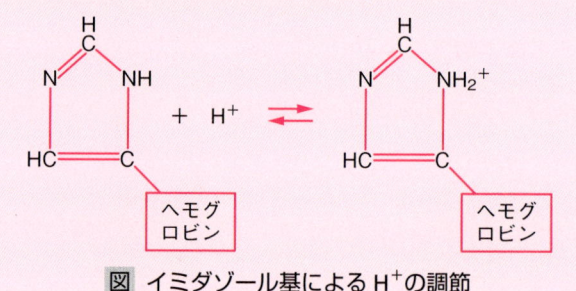

図 イミダゾール基によるH^+の調節

● ポイントマスター

6. 消化

- 消化とは，食物を小さくして細胞内に取り込まれるサイズにしていくこと
  このために，歯による咀嚼など物理的な作用による物理的消化と，消化酵素による化学反応で起こる化学的消化がある．

■ おもな消化運動と支配神経

- 咀嚼運動……下顎神経による咀嚼筋の運動，下顎張反射（閉口反射），歯根膜筋咬筋反射（閉口反射），開口反射などにより行われる．
- 嚥下(えんげ)運動……3相に分かれる．
  - 第1相（口腔相）　舌下神経による舌筋の運動
  - 第2相（咽頭相）　嚥下反射 ⇒ 嚥下中枢は延髄にある．
  - 第3相（食道相）　迷走神経による食道の蠕動運動

● ワンポイント 豆知識

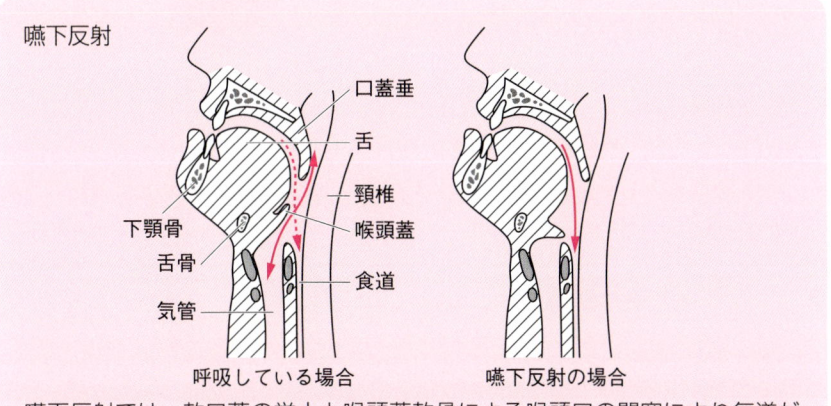

嚥下反射

口蓋垂
舌
頸椎
喉頭蓋
食道

下顎骨
舌骨
気管

呼吸している場合 / 嚥下反射の場合

嚥下反射では，軟口蓋の挙上と喉頭蓋軟骨による喉頭口の閉塞により気道が塞がり飲食物は口腔から食道へと入る．

6. 消化

- 胃の消化運動

  迷走神経による神経性調節と，ガストリンによる体液性調節

  胃の消化運動は縦走筋，輪走筋，斜走筋による．

  食物による十二指腸粘膜の刺激により，交感神経（大・小内臓神経）が腹腔神経節を介して，胃運動は抑制．これを小腸-胃反射という．

● ワンポイント 豆知識

> 胃の出口（幽門）の平滑筋は，幽門括約筋として，胃の消化が終わるまで収縮して幽門を閉じる．

- 小腸では縦走筋と輪走筋による蠕動運動が，小腸・大腸では輪走筋による分節運動が，大腸では縦走筋による振子運動が起こる．

● ワンポイント 豆知識

- 消化作用は，副交感神経の作用
- 節前神経は迷走神経，節後神経はマイスネル神経叢，アウエルバッハ神経叢．これらの神経叢を壁内神経系という．
- 排便反射の節前神経は，骨盤神経
- 交感神経系の大・小内臓神経は，消化運動を抑制

- 排便反射

  仙髄（$S_2 \sim S_4$）の脊髄肛門中枢の作用による．

  骨盤神経を介して大腸を収縮すると同時に，陰部神経を抑制して外肛門括約筋を弛緩

● ワンポイント 豆知識

- 総蠕動（大蠕動）

  胃-大腸反射により，胃に食べ物が入ると，大蠕動により排便反射を起こす．
  ⇒ 朝食を抜くと，便秘になりやすい．

■ 消化液の種類と含まれる消化酵素

- 唾液

  唾液分泌中枢は延髄にある ⇒ 条件反射により起こるものと，口腔内刺激による無条件反射により起こるものがある．

  神経性分泌のみにより分泌が起こり，ホルモンによる体液性分泌はない（ホルモンによる分泌は起こらない）．

  顔面神経（舌下腺・顎下腺），舌咽神経（耳下腺）という副交感神経による消化酵素を含む漿液性の分泌と，交感神経による粘液性（粘稠性）の分泌がある．

  消化酵素は糖質を分解するプチアリン（アミラーゼ）

● ワンポイント 豆知識

生まれながらにもっている反射を無条件反射，経験（条件づけ）により獲得した反射を条件反射という．
【条件反射の例】ごちそうを見て唾液や胃液の分泌が起こるためには，ごちそうを食べて美味しかったという経験が必要

- 胃液

  胃液分泌は条件反射により起こるものと，口腔内刺激による無条件反射により起こるものがある．

- 条件反射により脳で食物を意識すると起こる迷走神経を介する神経性分泌は，胃液分泌の脳相

  胃に食べ物が入ると迷走神経による神経性分泌に加えてガストリンによる体液性分泌が加わる．これは胃液分泌の胃相

  胃の食物が十二指腸に移動すると，セクレチンの分泌により胃液の分泌が抑制される．これは胃液分泌の腸相

- 消化酵素ペプシンは蛋白質をペプトンにする ⇒ ペプシノゲンとして主細胞から分泌され，胃液の塩酸の作用でペプシンとなる（ペプシンは酸性環境での活性が高い）．

- 胃液の酸は，壁細胞が分泌する塩酸

  胃液は酸を含むので嘔吐により代謝性アルカローシスが起こる．

6. 消化

● ワンポイント 豆知識

- ガストリンは胃が分泌するホルモン
  ガストリンの作用：胃液（ペプシンと塩酸）の分泌を促進，胃運動を亢進
- 小腸が分泌するVIPは，胃液分泌を抑制するホルモン
  VIPの作用：胃液分泌抑制，血管の拡張

● 膵液

迷走神経による神経性分泌と，セクレチンとコレシストキニンによる体液性分泌で，大十二指腸乳頭より十二指腸に分泌される．

■ 膵液に含まれる消化酵素

- 糖質を分解する消化酵素①アミロプシン（アミラーゼ），またマルトースを分解する消化酵素②マルターゼも分泌
- 蛋白質を分解する消化酵素
  ①トリプシン ⇒ トリプシノゲンとして分泌され，エンテロキナーゼの作用でトリプシンとなる．
  ②キモトリプシン ⇒ キモトリプシノゲンとして分泌され，トリプシンの作用でキモトリプシンとなる．
  ③カルボキシペプチダーゼ ⇒ プロカルボキシペプチダーゼとして分泌され，トリプシンの作用でカルボキシペプチダーゼとなる．
- 脂質を分解する消化酵素ステアプシン（リパーゼ）⇒ 脂質は十二指腸にきて初めて分解される．
  脂質を脂肪酸とグリセロール（グリセリン）またはモノグリセリドにする．

6. 消化

● ワンポイント 豆知識

- セクレチン，コレシストキニンは十二指腸が分泌するホルモン
- セクレチンの作用
  胆汁（重層水：$NaHCO_3$）の分泌
  肝臓より胆汁分泌
  胃液分泌の抑制（胃液分泌の腸相）
- コレシストキニンの作用
  膵液（消化酵素）の分泌
  胆嚢の収縮

■ 小腸上皮（小腸刷子縁と細胞質）での消化酵素

- 糖質を分解する酵素
  マルターゼは，マルトース（麦芽糖）を2つのグルコース（ブドウ糖）にする．
  スクラーゼ，サッカラーゼは，スクロース（ショ糖）をグルコースとフルクトース（果糖）にする．
  スクラーゼはグルコース側から，サッカラーゼはフルクトース側から分解する．
  ラクターゼは，ラクトース（乳糖）をグルコースとガラクトースにする．
- 蛋白質を分解する酵素
  アミノペプチダーゼは，蛋白質をアミノ酸まで分解
- 脂質を分解する酵素
  腸リパーゼは，脂質を脂肪酸とグリセロールにする．

■ 吸収

- 糖質の吸収……消化により単糖となった糖質は，Na^+ポンプによるNa^+の移動に伴い，輸送体蛋白質（担体）による共輸送により吸収
  このような移動を二次性能動輸送という．
  吸収された後は，門脈に入り，肝臓に運ばれる．

6. 消化

- 蛋白質の吸収…消化によりアミノ酸となった蛋白質は，
  Na^+ポンプによるNa^+の移動に伴い，輸送体蛋白質（担体）
  による共輸送により吸収
  このような移動を二次性能動輸送という．
  吸収された後は，門脈に入り，肝臓に運ばれる．
- 脂質の吸収……消化により脂質は脂肪酸とグリセロールに分解される．
  脂肪酸は水に溶けないため，このままでは吸収することができない．
  そこで，水に溶かすため胆汁を分泌させ，胆汁中の胆汁酸塩の作用により，ミセルを形成

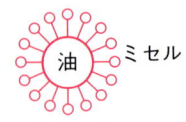

油 ミセル
親水性基

● ワンポイント 豆知識

脂肪酸はミセルとして吸収された後，再びトリグリセリドとなり，リポ蛋白でおおわれたカイロミクロンとして胸管のリンパ液の中を流れていく．

■ 胆汁

- 肝臓で産生され，胆嚢で濃縮される．消化酵素は含まない．
- 迷走神経による神経性分泌と，セクレチンとコレシストキニンによる体液性分泌で，大十二指腸乳頭より十二指腸に分泌
- 胆汁の中に含まれる胆汁酸（コール酸）は，肝臓でコレステロールから合成され，ミセルを形成して脂質の吸収に作用

6. 消化

● **ワンポイント** 豆知識

胆汁の胆汁色素は，赤血球中にあるヘモグロビンが代謝された間接型ビリルビンが，肝臓でグルクロン酸と抱合して直接型ビリルビンとなったもの
＊胆汁色素は，腸内では還元されてウロビリノゲンとなる．

- 大十二指腸乳頭から十二指腸に分泌された胆汁の成分は，再び吸収され，門脈により肝臓にもどり再び胆汁に排泄
  このような循環を腸肝循環という．
- 大十二指腸乳頭は，オッディ括約筋が存在し，胆汁・膵液を分泌しないときには閉じている．

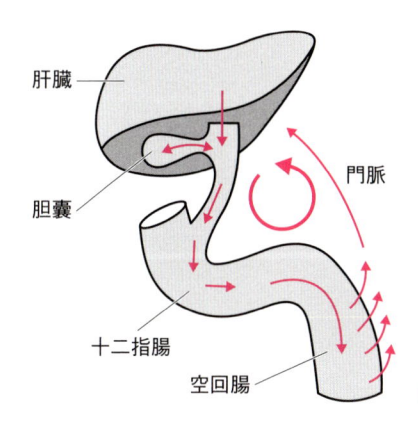

図 腸肝循環

● **ワンポイント** 豆知識

■胆汁の成分
　　胆汁酸（コール酸）塩
　　胆汁色素
　　脂質（中性脂肪・コレステロール・脂肪酸）

6. 消化

■ 肝臓の働き

- 栄養の代謝…栄養素を貯蔵可能なグリコーゲンやトリグリセリド（中性脂肪）に変換したり，貯蔵栄養をグルコース（ブドウ糖）に変換する（糖新生）．
- 解毒作用……有害物質の無毒化
  有害なアンモニアを尿素に変換する回路を尿素回路という．
- 免疫作用……類洞のクッパーの星細胞による貪食
- 血漿成分の生成
  血液凝固因子のフィブリノゲン，プロトロンビンを生成
  血液凝固を阻止するヘパリンを生成
  血漿蛋白質のアルブミンを生成
- 胆汁の生成…グルクロン酸と抱合できない間接型ビリルビンが血液中に増加，蓄積した状態が，黄疸である．

● ワンポイント 豆知識

- 類洞は毛細血管網であり，ここに，多くの血液が貯蔵されていることになる．

● ポイントマスター
7. 代謝

■ 代謝とは
- 体内での化学反応の総称としてとらえておく．
- 化学変化による生命活動を営むために，エネルギーのもとになる3大栄養素（糖質・蛋白質・脂質）と，化学反応をスタートさせる酵素作用に必要なビタミン，体細胞組織を構成する無機物（ミネラル）が必要

● ワンポイント 豆知識

＊炭酸は人体で最も多く生じる代謝産物

■ ビタミン
- 化学反応を始める時には，高いエネルギーを必要とするが，このエネルギーを低めて化学反応を起こしやすくする物質を酵素という．事実上，酵素がなければ生体内の化学反応は起こせないと考えてよい．
- 酵素は蛋白質でできているが，ビタミンの作用がなければ酵素が機能しない場合がある．

● ワンポイント 豆知識

$β$-カロテン（$β$-カロチン）は，体内の代謝でビタミンAとなりプロビタミンAといわれる．

7. 代謝

⇒ ビタミンの欠乏症を覚えよう!!

ビタミン名	欠乏症
ビタミン A（レチノール，レチナール，レチノイン酸）	夜盲症，上皮組織（皮膚）の乾燥
ビタミン B_1	脚気，神経炎，浮腫
ビタミン B_2	舌炎，口唇炎
ビタミン B_6	多発性神経炎，痙攣，口角炎
ビタミン B_{12}	悪性貧血，ハンター舌炎
ナイアシン	ペラグラ（皮膚露出部の炎症，消化器障害）
パントテン酸	皮膚炎，脱毛症，副腎機能障害，（末梢神経障害による）知覚異常，足の灼熱感
ビオチン	皮膚炎，腸炎，関節炎
葉酸	スプルー（熱帯性下痢），貧血
ビタミン C	壊血病，メラーバロウ病
ビタミン D（Ca^{2+} 代謝に関与）	くる病，骨軟化症
ビタミン E（精子形成に関与）	不妊，溶血性貧血，筋萎縮
ビタミン K	（血液凝固因子 II，VII，IX，X の形成不全による）出血，骨粗鬆症
コリン	脂肪肝

＊ビタミン D は，皮膚に紫外線に当たれば合成でき，肝臓・腎臓での水酸化により活性化される．

● ワンポイント 豆知識

ビタミンのうち，ビタミン A，D，E，K は脂溶性ビタミンで，代謝に時間がかかり，過剰な摂取で過剰症が起こる．
脂溶性ビタミンは，吸収に胆汁が必要
それ以外のビタミンは，すべて水溶性ビタミン

3 大栄養素の代謝〜栄養素をエネルギーに変換させる化学反応系〜

- 糖質　まず解糖系（エムデン・マイヤーホフ経路……無酸素的代謝：酸素は必要なし）により，グルコース ⇒ ピルビン酸に変換され，さらにアセチル CoA が作成されると，ミトコンドリアのクエン酸回路に入る．クエン酸回路（クレブス回路：TCA サイクル）と電子伝達系（有酸素

7. 代謝

的代謝：酸素が必要）により ATP が合成される．
$C_6H_{12}O_6 + 6CO_2 \Rightarrow 6CO_2 + 6H_2O + エネルギー$

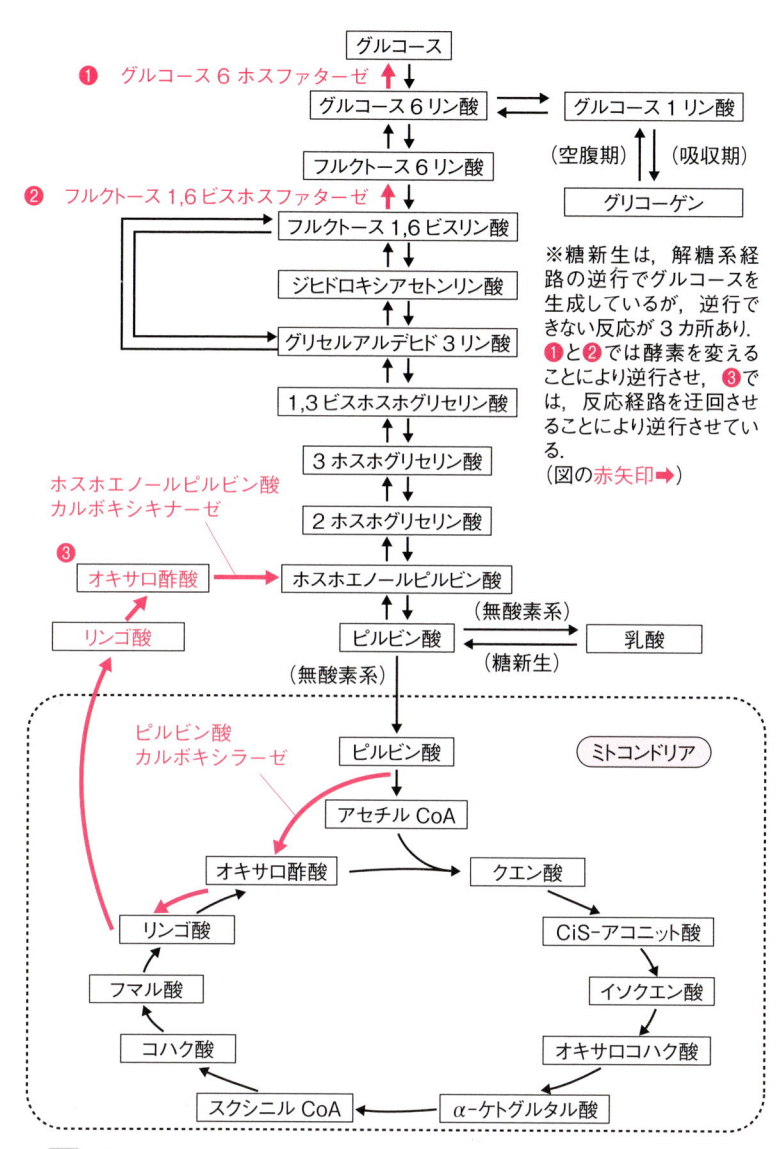

```
                        グルコース
                           ↑↓
❶ グルコース 6 ホスファターゼ ↑
                    グルコース 6 リン酸 ⇌ グルコース 1 リン酸
                           ↑↓                ↑↓
                    フルクトース 6 リン酸      （空腹期）（吸収期）
                           ↑↓                ↑↓
❷ フルクトース 1,6 ビスホスファターゼ ↑       グリコーゲン
                    フルクトース 1,6 ビスリン酸
                           ↑↓
                    ジヒドロキシアセトンリン酸
                           ↑↓
                    グリセルアルデヒド 3 リン酸
                           ↑↓
                    1,3 ビスホスホグリセリン酸
                           ↑↓
                    3 ホスホグリセリン酸
   ホスホエノールピルビン酸       ↑↓
   カルボキシキナーゼ       2 ホスホグリセリン酸
❸                              ↑↓
   オキサロ酢酸 →     ホスホエノールピルビン酸
                              ↑↓
   リンゴ酸          ピルビン酸 ⇌ 乳酸
                         （無酸素系）
                         （糖新生）
```

※ 糖新生は，解糖系経路の逆行でグルコースを生成しているが，逆行できない反応が 3 カ所あり．❶と❷では酵素を変えることにより逆行させ，❸では，反応経路を迂回させることにより逆行させている．
（図の赤矢印➡）

```
           （無酸素系）
              ↓
     ┌─────────────────────────────┐
     │      ピルビン酸               ミトコンドリア │
     │        ↓                              │
ピルビン酸  アセチル CoA                         │
カルボキシラーゼ ↓                              │
     │   オキサロ酢酸 ─→ クエン酸              │
     │      ↑              ↓                 │
     │   リンゴ酸        CiS-アコニット酸        │
     │      ↑              ↓                 │
     │   フマル酸        イソクエン酸           │
     │      ↑              ↓                 │
     │   コハク酸        オキサロコハク酸        │
     │      ↑              ↓                 │
     │   スクシニル CoA ← α-ケトグルタル酸      │
     └─────────────────────────────┘
```

図 グルコースの代謝経路（解糖系＋クエン酸回路）とグルコースの生成経路（糖新生）

7. 代謝

- 蛋白質…アミノ酸から分解されたα-ケト酸からピルビン酸に変換され、さらにアセチルCoAが作成されると、ミトコンドリアのクエン酸回路に入る．

  クエン酸回路 ⇒ 電子伝達系によりATPが合成される．

  ＊蛋白質代謝の過程で、アンモニアが生成されてしまい、肝臓の尿素回路により解毒され尿素となる．

- 脂質……脂肪酸はβ-酸化によりアセチルCoAとなり、ミトコンドリアのクエン酸回路に入る．

  クエン酸回路 ⇒ 電子伝達系によりATPが合成される．

● ワンポイント 豆知識

- β-酸化は1つの脂肪酸に繰り返し起こるので、生成されるアセチルCoAは大量にのぼり、クエン酸回路で利用しきれなかったアセチルCoAはケトン体となり、肝臓以外の筋肉・腎臓・脳などではエネルギー物質として利用される．
- ケトン体は低血糖状態の場合の脳神経細胞の大切な栄養素

■ エネルギー代謝

- 消化された栄養を吸収している時期かどうかにより、吸収期と空腹期とに区分けされる．

①吸収期

3大栄養素が、小腸から吸収されている時のエネルギー代謝を示す．
血液中には栄養の取り込みに必要なインスリンが膵臓から分泌
生命を維持するエネルギーは、吸収した栄養素をもとに代謝により発生
余ったエネルギーは、貯蔵可能なグリコーゲン、トリグリセリド（中性脂肪）に変換（合成）して貯蔵
グリコーゲンは肝臓や筋肉、トリグリセリドは肝臓や脂肪組織に貯蔵
グリコーゲンは代謝によりすみやかにグルコースに変換できるのが特徴

7. 代謝

● ワンポイント 豆知識

■3大栄養素のエネルギー産生量は
脂質 9.3kcal／g ＞ 蛋白質 4.2kcal／g ＞ 糖質 4.1kcal／g である．
これをアトウォーターの係数という．
■トリグリセリドは同じ重量あたりのエネルギーの発生量が大きいので，貯蔵の重量を考えると，長期的に保蔵するならトリグリセリドのほうがいい．

②空腹期

空腹期は，栄養の吸収が行われない時期のエネルギー代謝を示す．
エネルギー代謝のもととなる栄養素は貯蔵された栄養
血液中には血糖値を上げるホルモン（グルカゴン，副腎皮質ホルモン，副腎髄質ホルモン，甲状腺ホルモン，成長ホルモン）などの分泌が増加

● ワンポイント 豆知識

食事をセーブして低血糖の状態を維持することにより血糖値を上昇させるホルモン群の分泌が促され，それらのホルモンのさまざまな作用により，体調をよりよい状態に保てるという考え方がある．

■■ 糖質代謝

- 貯蔵されたエネルギー源としてグリコーゲンがあり，肝臓内のグリコーゲンはすみやかにグルコースに変換され，血糖値を維持させるために血液中に放出．これを糖新生という．
- このグルコースは，神経細胞のみが利用し，他の細胞は脂質をエネルギー源として利用し，グルコースを節約する．これを《グルコース節約と脂肪利用》という．

7. 代謝

● ワンポイント 豆知識

筋肉中のグリコーゲンは筋代謝で利用され，血糖値を維持させるための血中分泌はしていない．

■ 脂質代謝

- トリグリセリドはグリセロールと脂肪酸に分解される．
- グリセロールは肝臓でグルコースに変換され，血糖値を維持させるように血液中に放出
- 脂肪酸は，各細胞でβ酸化 ⇒ クエン酸回路 ⇒ 電子伝達系とエネルギーを発生すると同時に，ケトン体を生成

● ワンポイント 豆知識

肝臓はケトン体を利用できないため，肝臓で生成されたケトン体は血中へ放出させるが，
このケトン体の酸性の性質からアシドーシスを起こす場合があり，これをケトアシドーシスという．
＊筋肉・腎臓・脳ではケトン体もエネルギー源となる．

■ 蛋白質代謝

- 筋肉中の蛋白質は，分解されるとアミノ酸となり，このアミノ酸は肝臓でグルコースに変換
  ＊筋肉組織を分解するのは最後の手段であり，極度の飢餓状態で起こる事態である．

■ エネルギー代謝の分析

- 呼吸商

  エネルギーを発生させるために，排出した二酸化炭素量と，吸収した酸素量の比（CO_2 排出量 / O_2 消費量）

  糖質の場合は，1.0 ＞ 蛋白質の場合は，0.8 ＞ 脂質の場合は 0.7

7. 代謝

- 蛋白質酸化量

  アミノ酸には窒素が含まれており，尿中の窒素量を測定すると，消費された蛋白質の量を知ることができる．

■ 生きていくのに必要なエネルギー量

- 基礎代謝

  覚醒安静状態の生命維持に必要なエネルギー量

  基礎代謝は，体表面積に比例．成人男性で1500kcal/日，成人女性で1200kcal/日

  環境などの影響により変動する．

基礎代謝への影響

環境温度	寒いときは上昇，暑い時は低下
体格	男性は女性より高い．大きな人は高く，小さな人は低い．
年齢	幼少時は高く，老年期は低い．
栄養	過食により上昇（飢餓時は低下）．
ホルモン	甲状腺ホルモン，副腎皮質，髄質ホルモン，黄体ホルモンにより上昇

● ワンポイント 豆知識

基礎代謝は，食事摂取後12〜14時間，20〜25℃の環境温における精神的・肉体的安静状態での値

睡眠時の代謝は睡眠代謝といい，基礎代謝よりも少ない．

■ エネルギー所要量Aは，基礎代謝量Bと生活活動指数Xから求められる

$$A = \frac{10}{9} B (1 + X)$$

ポイントマスター
8. 体温

- 代謝によって発生した熱は，血液の流れによって全身に運ばれる．
- 血管平滑筋により皮膚血管が収縮し，皮膚の血流が少なくなると皮膚からの熱の放熱は減少
- 皮膚血管が拡張し，皮膚の血流が大きくなると皮膚からの熱の放熱は増加

■ 体温の発生……ふるえ，代謝

● ワンポイント 豆知識

- 骨格筋の収縮は，最も熱産生が高い（筋代謝）
- 実際に筋の長さが変化しない等尺性収縮でも熱を発生

- ふるえによる産熱をふるえ熱産生（ふるえ産熱）といい，ふるえ以外の原因による産熱を非ふるえ熱産生（非ふるえ産熱）という．
  *非ふるえ熱産生は，交感神経の活動による内臓臓器の代謝の亢進による．特に，褐色脂肪組織で顕著

■ 体温の放散

体の成分である蛋白質は高温による熱変性を起こす．熱を上手に放散する必要がある．熱の放散には，輻射，伝導（対流），発汗（蒸発）がある．

● 輻射

熱を赤外線として放散する方法．赤外線は目には見えないためイメージしにくいが，暑いときに他の人から伝わってくる熱気．これが，輻射による熱

8. 体温

カテコールアミン（アドレナリン，ノルアドレナリン）の分泌が起こる．

■ 体温調節中枢が設定温度（セットポイント）を急に低下させた場合

- 設定温度まで体温は下降していくが，その途上では設定温度に比べて高い温度になっている．
  - ⇒ この場合，中枢は設定温度より高い＝熱いと感じ，皮膚血管の拡張，発汗など，熱の放散を最高度に高めて，体温は急下降する．この状態を熱の分利という．

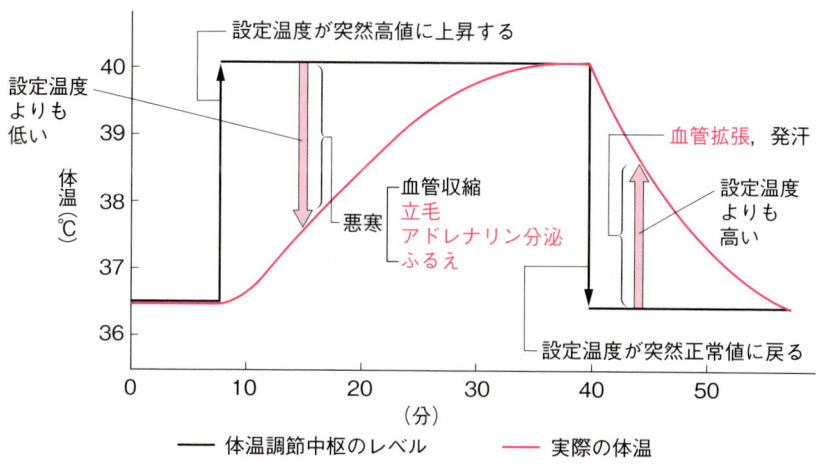

図 設定温度の変化による熱発と解熱（Guyton 原図より）

● ワンポイント 豆知識

発汗中枢は脊髄（C_8〜L_2）にあり，上位中枢として視床下部にも存在している．

■ 高熱の発生

- 病気になると高熱を発生する．
- その発生機序は次のようである．

細菌毒素・ウイルス・真菌などの病原は外因性発熱物質となる．
⇒ マクロファージが貪食 ⇒ インターロイキン 1（内因性発熱物質という）を

8. 体温

放出 ⇒ 視索前野-視床下部前部でプロスタグランジンを生成 ⇒ 冷ニューロンの活性化 ⇒ 体温調節中枢は体温が下がっていると判断し，設定温度を上昇 ⇒ 体温が上昇する．

このプロセスのどこかをブロックしてしまえば，体温は平熱に戻る（解熱薬の作用）．

■ 体温の測定

体温の測定は，測定する状況と，測定方法により変動してしまうので注意が必要

- 時間による体温の生理的変動

  早朝に低く，午後に高いという日周期リズムがある．

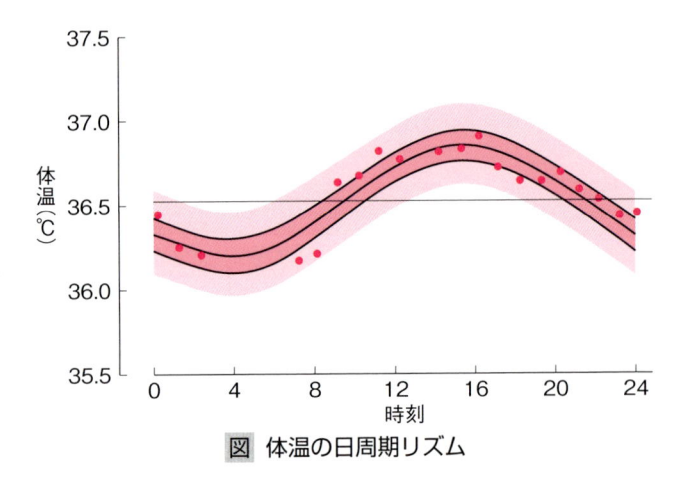

図 体温の日周期リズム

- 年齢による体温の生理的変動

  若者は代謝が盛んで体温は高いが，老人は代謝が低下するので体温も低い．

- 性周期による体温の生理的変動

  プロジェステロンは代謝を盛んにして体温を上昇させる作用がある．
  黄体期にはプロジェステロンの分泌が上昇するので体温は上昇する．
  また，排卵日には体温は低下する．

8. 体温

- 筋代謝による体温の生理的変動

  筋の収縮に伴い，体温が上昇する．

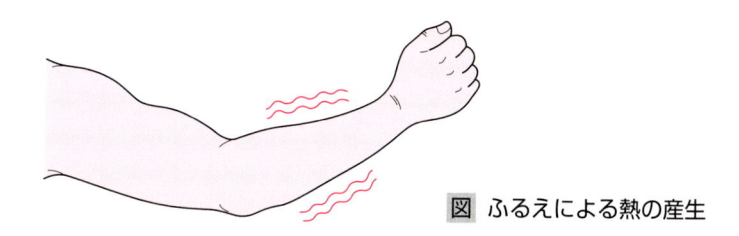

  図 ふるえによる熱の産生

- 食事による体温の生理的変動　～食事は身も心もあたためる～

  食事後は，体温が上昇する（体温上昇のピークは食事後約60分後で，約180分後に元に戻る）．

  これを特異動的作用，または食事誘発性産熱反応といい，特に蛋白質の摂取により著しい．

  これは，消化の吸収に伴う代謝によるものと考えられている．

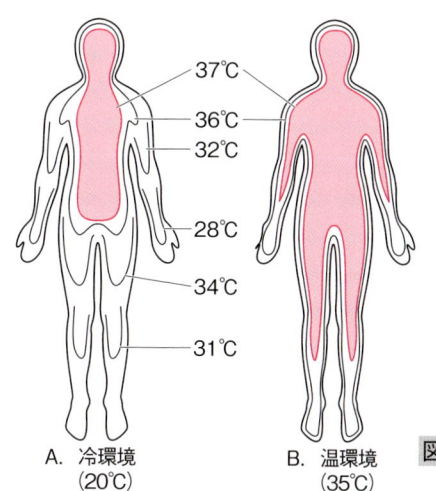

■ 芯（core）……環境温によらずに一定であり，深部温を体温とする．

　　　　　殻（shell）は，環境温により変化する．

A. 冷環境（20℃）
B. 温環境（35℃）

図 環境温による体温の変化
（Aschoff and Wever 原図より）

8. 体温

■ 対向流熱交換系

体の芯から熱を運んでくる動脈と，
体の芯に戻っていく静脈がとなり合わせになっている場合，
動脈の熱は静脈に移り，体表からの放熱量を減らして体の芯の体温が冷えないような仕組みになっており，これを対向流熱交換系という．

■ 体温の測定法

- 直腸温……直腸内で測定．正確性は一番いいが，測定に困難を伴う．
- 口腔温……口腔内の舌下で測定．直腸温よりも誤差はあるが，ほぼ正確．プライベートな検温計で測定するのには，一番いい方法で基礎体温の測定に用いられる．
- 腋窩温……環境に左右され，誤差が一番大きいが，検温計を共用する場合には一番いい方法といえる．

● ワンポイント 豆知識

最近では外耳道で赤外線を感知する体温測定法も普及している．

■ 発汗の種類

発汗を起こす原因と汗腺の種類により次のように分類される．
体温の調節に役立っているのは，エクリン腺から分泌される温熱性発汗
≪発汗の機序≫

- 温熱性発汗

  体温の上昇により発汗が起こるもので，手掌，足底を除く全身で起こる．

- 精神性発汗

  神経の緊張により起こる発汗であり，手掌，足底の汗腺で起こる．ひとによっては，腋窩，額でも起こる場合が認められる．

8. 体温

● ワンポイント 豆知識

≪汗腺の種類≫

■エクリン腺

全身に分布し，体温調節に大きな役割をする．
交感神経により分泌するが，この場合の節後神経線維はコリン作動性線維であり，情報を伝えるために放出する神経伝達物質はアセチルコリン
（＊多くの交感神経では，節後神経線維はアドレナリン作動性線維であり，ノルアドレナリンを分泌）

■アポクリン腺

においの成分を分泌するものであり，腋窩，乳暈（にゅううん），会陰，顔面に限局して発汗．体温調節の意味はない．

≪馴化（じゅんか）≫

● 暑熱馴化

暑い環境に適するような馴化であり，発汗量の増大，皮膚血流量増大，代謝（量）の低下などが起こる．

● 寒冷馴化

寒い環境に適するような馴化であり，代謝の増大，皮下脂肪の増大などが起こる．

ポイントマスター
9. 排尿

■ 腎臓の機能
- 腎臓は血液中の不要な成分を尿として排泄する器官
- 体液の浸透圧，体液量など細胞外液の恒常性の維持に機能
- 肺とともに酸を排泄し，pH を 7.4 に一定に保つ機能
- レニン，エリスロポエチンも分泌

■ レニンの作用
- レニン-アンジオテンシン-アルドステロン系により，アルドステロン（糖質コルチコイド）を分泌させ，遠位尿細管での Na^+ の再吸収を促進
- エリスロポエチンは骨髄に作用し，赤血球の合成を促進

◉ ワンポイント 豆知識
- 細胞外液を一定に保つため，尿の浸透圧は一定ではない．
- 例えば，激しい発汗の後では，細胞外液の浸透圧は上昇，浸透圧の高い（高張）の尿を排泄させ，体液を一定に保つ．

■ 尿の生成（ろ過）
- 腎臓の糸球体は毛細血管からできており，支持細胞であるたこ足細胞の間隙から血液をろ過し，尿を生成
  ← 原尿の成分は，血液から血球細胞と蛋白質を除いたものに等しい．

◉ ワンポイント 豆知識
糸球体とそれを取り囲むボーマン嚢を合わせて，腎小体という．

9. 排尿

腎小体でつくられた尿を原尿といい，原尿が，

近位尿細管 ⇒ ヘンレのループ ⇒ 遠位尿細管 ⇒ 集合管

を流れるうちに，再吸収と，尿細管における不要物のさらなる分泌により，尿が完成．

尿の完成（再吸収と分泌）

原尿は，次のように完成させる．

①近位尿細管

- ナトリウムポンプを介した，Na^+の再吸収
- Na^+の再吸収に伴う塩素イオンや水の受動的な再吸収
- グルコースやアミノ酸に対する能動的再吸収
- グルコースは，生理的な正常では100％が再吸収されるが，血糖値が170mg/dℓを超えると尿中にグルコースが出てしまう．これを糖尿という．

● ワンポイント 豆知識

- 近位尿細管に再吸収されない物質が高濃度で存在すると，近位尿細管での尿の濃度が高くなり，高浸透圧の作用で水の再吸収が起こりにくくなるので，排泄する尿量が増加する（浸透圧利尿）．
- マンニトールは，浸透圧利尿により尿量を増加させる．

②ヘンレのループ

- 腎臓の髄質に存在
- 髄質は深部ほど浸透圧が高く，そこを流れる尿との浸透圧差により，物質移動が受動的に行われる．
- 下行脚は，Na^+の透過性が低く，透過性が高い水のみが浸透圧差により再吸収されてしまい，高張（濃度の濃い，浸透圧が高い）尿が生成
- 上行脚では水の透過性が低く，透過性の高いNa^+などの電解質が浸透圧差により再吸収されてしまい，低張（濃度の薄い，浸透圧の低い）尿が生成
- ヘンレのループを通じて，水と電解質の両方が受動的に吸収される．

9. 排尿

③遠位尿細管
- 遠位尿細管は，アルドステロンのホルモン作用を受け Na^+ を能動的に再吸収
- アルドステロンは，遠位尿細管のみでなく，遠位尿細管につづく集合管でも Na^+ を再吸収

◉ ワンポイント 豆知識
- 腎遠位尿細管からの Na^+ の排泄を増加させるホルモンとして心房性 Na^+ 利尿ペプチドがある．
- 末梢血管の拡張にも作用

④集合管
- 下垂体後葉ホルモンのバゾプレッシン（バソプレッシン）（ADH：抗利尿ホルモン）の作用により，水の透過性は増加
- 腎臓の深部は浸透圧が高いため，集合管での水の透過性が増せば，受動的に水を再吸収し，体液の浸透圧を低下
- 高張（浸透圧が高い：濃度の濃い）尿を生成

◉ ワンポイント 豆知識
- バゾプレッシンの分泌が低下すると，集合管で水が再吸収されなくなるので，尿量が異常に増加する（尿崩症）
- 大量の水を飲むと尿量が増加するが，これは体液の低い浸透圧がバゾプレッシンの分泌を抑制し，水の再吸収量を減少させたためである（水利尿）

9. 排尿

＊腎臓への血流

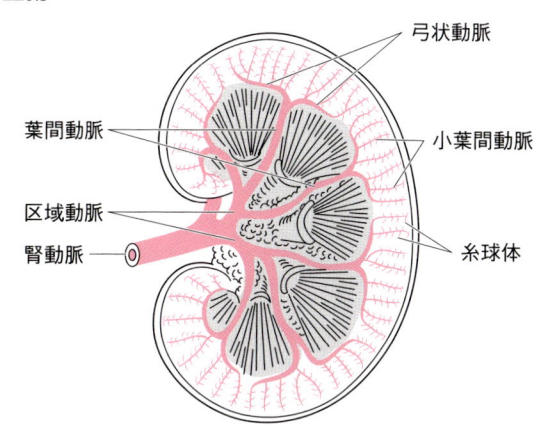

腹大動脈 ⇒ 腎動脈 ⇒ 葉間動脈 ⇒ 弓状動脈 ⇒ 小葉間動脈
⇒ 輸入細動脈 ⇒ 糸球体（毛細血管）⇒ 輸出細動脈
⇒（尿細管周囲の）毛細血管 ⇒ 小葉間静脈 ⇒ 弓状静脈 ⇒ 葉間静脈
⇒ 腎静脈 ⇒ 下大静脈

＊腎臓の血流では，毛細血管を 2 回通ることがわかる．

● ワンポイント 豆知識

輸入細動脈が拡張すると，抵抗は低下するが血流量は増加するため，糸球体の血圧は低下しない（血圧＝血流×抵抗）

- 腎臓は，外側の皮質，内側の髄質に分かれ，ろ過を行っている糸球体・ボーマン嚢とその周辺にある近位尿細管と遠位尿細管は皮質に，ヘンレのループは髄質に存在

各値
- 1 日の糸球体ろ過量は，約 180 ℓ．これは毎分 125 mℓ に相当（左右の腎臓の合計）
  これは，腎血漿流量の約 20％に相当

9. 排尿

● ワンポイント 豆知識

糸球体ろ過圧は，糸球体血圧から血漿膠質浸透圧と，ボーマン嚢からの圧力（ボーマン嚢内圧）を引いたものに等しい．

- 原尿の99%以上の水分は再吸収され，実際に尿として排泄するのは1.5ℓである．
  同様に，Na^+の99%以上も再吸収される．
- 血液（血漿）中のある物質を尿に排泄する能力はクリアランスとして，物質ごとに評価される．
- クリアランスは，1分間に尿中に排泄されている量と，血漿中の濃度との比
  クリアランス＝1分間の尿中排泄量／血漿中濃度

● ワンポイント 豆知識

ある物質の1分間に尿中に排泄されている量は，
1分間に排泄される尿量×尿中濃度

■ 排尿のしくみ
- 腎臓で作られた尿は，腎盂（腎盤）から尿管の蠕動により膀胱に運ばれる．

● ワンポイント 豆知識

尿管の狭窄部位
- 腎盤から尿管への移行部
- 腹部から骨盤部への移行部（小骨盤入口部）
- 膀胱壁貫通部

- 膀胱に尿がたまると膀胱伸展受容器が興奮
  この情報は骨盤神経を通じて，排尿中枢に伝えられる．
- 仙髄に存在する排尿中枢は，排尿反射を起こし排尿を開始

9. 排尿

● ワンポイント 豆知識

- 排尿反射：骨盤神経を介して膀胱を収縮させ，陰部神経の抑制により尿道括約筋（外尿道括約筋）が弛緩
- 膀胱内の尿を尿道を介して排出

● 排尿中枢は，S2〜S4仙髄（S_2〜S_4）に存在する他，脳幹の橋にも存在し，排尿を強化する（膀胱が空になるまで排尿が最後まで行われる）．

● ワンポイント 豆知識

主な尿の成分の由来
- アンモニア……蛋白質
- 尿素……アンモニアから
- クレアチニン……筋細胞のクレアチンリン酸より，クレアチンがつくられ，その代謝によりクレアチニンとなる．
- 尿酸……動物性食品に含まれるプリン体より
- 馬尿酸……トルエン，安息香酸の代謝より

● ワンポイント 豆知識

クレアチニンは糸球体でろ過されるが，尿細管で再吸収されないため，血液から尿に移動する割合が最も大きい．
⇒ クレアチニンクリアランスは，糸球体ろ過の能力の指標となっている．

ポイントマスター
10. 内分泌

- 内分泌とは，血液中への分泌
- 血液の中に分泌されるホルモンは，生体内で合成され，微量で特定の標的器官にのみ作用をもたらす．

● ワンポイント 豆知識

恒常性を維持するために，細胞機能の調節の多くの系で細胞内のGTP結合蛋白質（G蛋白質）を介した経路で情報伝達が行われる．

■ ホルモンの分類

- ホルモンは，ステロイドホルモン（生殖腺・副腎皮質），アミン系ホルモン（甲状腺・副腎髄質・松果体），それ以外は，ペプチドホルモン（蛋白質ホルモン）でありアミノ酸を組み合わせてつくられる．

● ワンポイント 豆知識

アミンとは，アンモニアの NH_3 の水素イオン H^+ を炭化水素基で置き換えたもの．
特に副腎髄質ホルモン（アドレナリン，ノルアドレナリン）はカテコールアミンという．

■ 受容体の部位による分類

① 細胞膜に受容体が存在するのは水溶性ホルモン……ペプチド（蛋白質）ホルモン，カテコールアミン
② 細胞内に受容体が存在するのは脂溶性ホルモン……糖質コルチコイド，電解

質コルチコイド，プロジェステロンは核外に受容体
それ以外は，核内に受容体が存在する（核内受容体スーパーファミリー）
……エストロジェン，アンドロジェン，甲状腺ホルモンなど

● ワンポイント 豆知識

> 環状 AMP は，ホルモンが受容体と結合した後の細胞内の情報伝達で重要な役割をはたしている．

ホルモンの分泌機序
- 「いつ」，「どこから」，「何が出る」，「その結果どうなるか」を整理して覚えておく．

10. 内分泌

表 ホルモンの種類と主な作用―①

分泌場所			ホルモンの名称	主要作用
松果体			メラトニン	睡眠の誘発，生物時計作用，思春期開始の抑制
視床下部		下垂体放出ホルモン	成長ホルモン放出ホルモン（GHRH, GRH）	GH の分泌
			プロラクチン放出ホルモン（PRH）	プロラクチンの分泌
			甲状腺刺激ホルモン放出ホルモン（TRH）	TSH の分泌
			副腎皮質刺激ホルモン放出ホルモン（CRH）	ACTH と β-LPH の分泌
			ゴナドトロピン放出ホルモン（GnRH）	FSH と ICSH（男性）・LH（女性）の分泌
			MSH 放出ホルモン（MSHRH）	MSH の分泌
		下垂体抑制ホルモン	成長ホルモン抑制ホルモン（ソフトスタチン）（SS）	GH の分泌を抑制
			プロラクチン抑制因子（PIF），ドーパミン（DA）	プロラクチンの分泌を抑制
			MSH 抑制ホルモン（MSHIH）	MSH の分泌を抑制
下垂体	前葉		成長ホルモン（GH）	身体成長促進，血糖上昇作用
			プロラクチン（PRL）	乳汁分泌，母性行動
			甲状腺刺激ホルモン（TSH）	甲状腺の成長と分泌
			副腎皮質刺激ホルモン（ACTH）	副腎皮質の成長と分泌
		ゴナドトロピン（性腺刺激ホルモン）	卵胞刺激ホルモン（FSH）	女性：卵胞の発育 男性：精子形成
			黄体形成ホルモン（女性）（LH），間質細胞刺激ホルモン（男性）（ICSH）	女性：排卵の誘起と卵胞の黄体化 男性：アンドロジェンの分泌
	中葉		メラニン細胞刺激ホルモン（MSH）	黒色素細胞のメラニン合成を刺激
	後葉		バゾプレッシン（VP），または抗利尿ホルモン（ADH）	腎集合管での水の再吸収（受動輸送）
			オキシトシン（OXY）	子宮筋の収縮，乳汁射出
甲状腺	ろ胞細胞		サイロキシン（T_4）	熱産生作用と酸素消費増加，代謝の亢進，血糖上昇作用
			トリヨードサイロニン（T_3）	
	傍ろ胞細胞		カルシトニン	血中 Ca^{2+} の低下，骨の再吸収抑制
上皮小体（副甲状腺）			上皮小体ホルモン（パラソルモン）（PTH）	血中 Ca^{2+} の上昇，P の低下　骨の再吸収促進
胸腺			サイモシン	リンパ球の産生
心臓			心房性 Na^+ 利尿ペプチド（ANP）	腎遠位尿細管の Na^+ 再吸収抑制，血管拡張
消化管	胃		ガストリン	ペプシンと塩酸の分泌 胃運動亢進
			グレリン	成長ホルモンの分泌，摂食促進

10. 内分泌

表 ホルモンの種類と主な作用―②

分泌場所		ホルモンの名称		主要作用
小腸		セクレチン		膵液（HCO₃：重曹水）の分泌，肝の胆汁分泌
		コレシストキニン（CCK）・パンクレオザイミン（PZ）		膵液（酵素）の分泌，胆嚢を収縮
		VIP		血管拡張，胃液分泌抑制
		モチリン		消化管運動亢進
		インクレチン	GIP	インスリン分泌，胃運動抑制，胃液分泌抑制
			GLP-1	インスリン分泌
膵ランゲルハンス島	A細胞	グルカゴン		血糖上昇作用（糖新生）
	B細胞	インスリン		血糖低下作用（細胞への糖の取り込み）
	D細胞	ソフトスタチン		グルカゴン，インスリンの分泌を抑制
	F細胞	膵ポリペプチド		膵液の分泌を抑制，胆嚢拡張
白色脂肪組織		レプチン		摂食抑制，エネルギー消費亢進
		アディポネクチン		筋で脂肪燃焼作用，インスリン感受性上昇
		パイワン（PA-Ⅰ）		動脈硬化促進
		TNF-α		インスリン抵抗性を増加
副腎	皮質	電解質コルチコイド（アルドステロンなど）		腎遠位尿細管のNa⁺再吸収促進（能動輸送），細胞外液量を増加，血圧上昇作用
		糖質コルチコイド（コルチゾル，コルチコステロンなど）		肝の糖新生促進，血糖上昇作用，抗炎症作用，蛋白質・脂肪分解，水利用促進
		アンドロジェン（エストロジェンも少量分泌）		性ホルモン作用
	髄質	アドレナリン・エピネフリン		心機能亢進，血糖上昇作用，熱産生作用
		ノルアドレナリン・ノルエピネフリン		末梢血管収縮による血圧上昇，熱産生作用
腎臓		レニン		アンジオテンシン生成を刺激してアルドステロンの分泌の促進
		エリスロポエチン		骨髄の赤血球生成
生殖腺	卵巣（女性）	卵胞ホルモン（エストロジェン）		卵胞の発育，子宮内膜の増殖，乳腺の発育，女性二次性徴，血管拡張，動脈硬化抑制，骨芽細胞を刺激
		黄体ホルモン（プロジェステロン）		妊娠の成立維持，乳腺細胞の発育，基礎代謝亢進，体温上昇
		リラキシン		子宮を弛緩，恥骨結合を緩める
	精巣（男性）	インヒビン アクチビン		前葉のFSH分泌を抑制 前葉のFSH分泌を促進
		アンドロジェン（テストステロンなど）		男性二次性徴，性行動を促進
胎盤		ヒト絨毛性ゴナドトロピン（hCG）		LH作用に類似，妊娠黄体の生成誘発と維持
		ヒト絨毛性乳腺刺激ホルモン（hCS）		泌乳作用，弱い成長促進作用
		エストロジェン		オキトシン感受性強める，胎児の成長
		プロジェステロン		オキトシン感受性弱める，代謝を促進

＊卵巣では，アンドロジェンも少量分泌し，精巣では，エストロジェン，プロジェステロンも少量分泌している。

10. 内分泌

■ 下垂体前葉ホルモン

- 下垂体前葉ホルモンの分泌は，視床下部ホルモンの階層的支配による調節による腺性分泌
- 視床下部 ⇒ 下垂体前葉 ⇒ 各ホルモン
- 成長ホルモンとプロラクチンは，視床下部ホルモンの抑制作用によって分泌を抑制
  それ以外は，下位の各ホルモンによる負のフィードバック機構により分泌を抑制

● ワンポイント 豆知識

作用が反対のホルモン（1）
- 血糖値を上げる．
  - 成長ホルモン
  - 甲状腺ホルモン（トリヨードサイロニン，サイロキシン）
  - 副腎皮質ホルモン（糖質コルチコイド：コルチゾル・コルチコステロン）
  - 副腎髄質ホルモン（カテコールアミン：アドレナリン・ノルアドレナリン）
  - グルカゴン
- 血糖値を下げる．
  - インスリン

● ワンポイント 豆知識

作用が反対のホルモン（2）
- 血中カルシウム濃度を上げる．
  - パラソルモン（上皮小体・副甲状腺）
- 血中カルシウム濃度を下げる．
  - カルシトニン（甲状腺）

10. 内分泌

● ワンポイント 豆知識

作用が反対のホルモン (3)
- 腎臓の近位尿細管から Na^+ の吸収を促進する．
  - アルドステロン
- 腎臓の近位尿細管から Na^+ の吸収を抑制する．
  - 心房性ナトリウム利尿ペプチド (ANP)

● ワンポイント 豆知識

- 副腎皮質ホルモンである電解質コルチコイドと糖質コルチコイドは，ともにステロイドホルモン
- 電解質コルチコイドは，レニン-アンジオテンシン系による分泌調節
- 糖質コルチコイドは CRH (視床下部)-ACTH (下垂体前葉) の階層的支配で分泌調節

下垂体後葉ホルモン
- 下垂体後葉は，視床下部の組織と発生的には同じであり，下垂体後葉ホルモンの分泌細胞は視床下部に存在 (神経性分泌)

糖質コルチコイド
- ステロイドホルモンであり，コレステロールから作られる．
- 血糖値を上昇 (肝臓の糖新生促進・糖の細胞内取り込みの抑制)
- 抗炎症，抗免疫作用
- 蛋白質・脂肪を分解
- (アミノ酸から) グリコーゲン合成促進

● ワンポイント 豆知識

- 副腎皮質から分泌される糖質コルチコイドは，CRH-ACTH-糖質コルチコイドという階層分泌がなされる．
- 視床下部の生物時計作用により糖質コルチコイドの分泌量は，朝に高く，夕方に低い (サーカディアンリズム：日内変動がある)．

10. 内分泌

■ 副腎髄質ホルモン
- 血圧上昇
- 心機能促進
- 血糖値上昇（肝グリコーゲン分解促進：糖新生）
- 熱産生増大
- 遊離脂肪酸放出

● ワンポイント 豆知識

- 副腎髄質は交感神経節後神経に相当するので，交感神経節前神経の作用により，アドレナリン，ノルアドレナリンを分泌させる．これらは，カテコールアミンとよばれている．
- 副腎髄質はクロム親和性組織とよばれる．

■ ノルアドレナリンとアドレナリンの作用の違い

	ノルアドレナリン	アドレナリン
心拍出量	低下（反射性徐脈のため）	上昇
末梢循環抵抗	上昇	低下
血圧（血流×血管抵抗の結果）	上昇	±

● ワンポイント 豆知識

■ ストレス，精神的感動，寒冷，筋運動などによる副腎の反応

- ストレスなどにさらされると，交感神経の作用により副腎髄質からカテコールアミン（アドレナリン・ノルアドレナリン）の分泌が増加（キャノンの緊急反応）
- 交感神経は，腎からのレニンの分泌を促進，レニン-アンジオテンシン-アルドステロン系を介して，アルドステロン（電解質コルチコイド）の分泌を亢進
- さらに，ストレスにより視床下部 ⇒ ACTH ⇒ 糖質コルチコイドの分泌が起こり，肝臓での糖新生，血糖値上昇作用，カテコールアミンやグルカゴンの作用を高める許容作用，抗炎症作用，抗免疫作用など

10. 内分泌

● ワンポイント 豆知識

■■ 血圧に影響するホルモン

1. 心臓に作用するアドレナリン，血管を収縮させるノルアドレナリンはともに血圧を上昇．これらは，副腎髄質から分泌
2. 副腎皮質から分泌されるアルドステロンは，腎臓の遠位尿細管からNa^+の再吸収を起こし血圧を上げる．
   心臓から分泌される心房性ナトリウム利尿ペプチド（ANP）は，腎臓からのNa^+の利尿（排泄）を促進させ血圧を下げる．
3. 脳下垂体後葉から分泌されるバゾプレッシンは，腎臓の集合管から水の再吸収を促進させ，体液量の増加により血圧の上昇を促進

■■ 膵臓のホルモン

- 血糖をコントロールするインスリン・グルカゴンは膵臓が分泌
- 膵臓のホルモン分泌細胞が集まっている集団をランゲルハンス島（膵島）といい，膵液を分泌する細胞の中に島状に存在
- 特に膵尾はランゲルハンス島の存在比率が高い．

■■ インスリン

- 細胞内へのグルコースの取り込みの促進（細胞膜担体数の増加による）
- グリコーゲンの合成促進
- 蛋白質の合成促進
- 脂肪分解の抑制（ホルモン感受性リパーゼ活性の抑制による）

■■ グルカゴン

- 肝臓での糖新生を促進
- 血糖値を上昇させる．
- グルカゴンの分泌は，低血糖により促進（高血糖で抑制）

10. 内分泌

● ワンポイント 豆知識

- インスリンは膵臓のβ細胞（B細胞）が分泌する．
- 血液中の糖質（グルコース，フルクトース），アミノ酸，脂肪酸により分泌が促進する．
- インスリンの分泌が低下したものが糖尿病

■ 甲状腺ホルモン
- 寒冷刺激による TRH ⇒ TSH の階層的支配により分泌が促進
- 生理活性は，T_3（トリヨードサイロニン）＞ T_4（サイロキシン）
- 基礎代謝を亢進
- 熱量産生を増加
- 酸素消費量を増加
- 血糖値を上昇
- 脂質分解を促進（コレステロールを減少）
（脂質が分解された結果，血中の遊離脂肪酸・グリセロールは増加）

● ワンポイント 豆知識

■ 甲状腺機能が低下すると発症する疾患
甲状腺機能低下………粘液水腫
　　　　　　　　　　橋本病（自己免疫疾患）
　　　　　　　　　　クレチン症（小児）

■ メラトニン……暗くなると松果体から分泌
- 1日の体のリズム，睡眠リズムを整える．
- 子供の思春期（性成熟）を抑制
（思春期の訪れが遅い子供のほうが，最終身長は高くなる傾向がある）

＊消化，生殖，骨代謝のホルモンについては，それぞれの項目を参照

● ポイントマスター
11. 骨

- 骨膜の中に緻密質（皮質骨），海綿質（海綿骨）を含み，海綿質の中には骨髄が存在
- 骨膜はシャーピー線維によって骨と強固に結合
- 造血機能を持つ骨髄は赤色（赤色骨髄）
- 造血機能をもたない骨髄は黄色（黄色骨髄）
- 骨の緻密質の内部には長軸方向にハバース管，横方向にフォルクマン管

■ 造骨作用
- 骨端軟骨の骨化による長さの成長
- 骨膜による太さの成長

■ 軟骨性骨化
- 骨端軟骨の骨側から骨に変化していき骨の長軸方向への成長が起こる場合をいう．
- 軟骨性骨化により作られる骨を置換骨という．
- 軟骨性骨化をする骨は，四肢の長骨，椎骨，胸骨，肩甲骨，骨盤，頭蓋骨の底部など
- 骨端軟骨が見られなくなると，長軸方向への成長は停止する．

● ワンポイント 豆知識

軟骨には長軸骨の成長に関与する骨端軟骨と，関節の運動の緩衝となる関節軟骨とがある．

11. 骨

● ワンポイント 豆知識

成長ホルモンは，長管骨の骨端線の軟骨細胞を増殖させ，骨の長軸方向への発育を促進させる．成長ホルモンは，睡眠中に最も多く分泌される．

■ 膜性骨化（結合組織性骨化）
- 中胚葉由来の骨芽細胞による骨基質の形成と石灰化による．
- 骨芽細胞は，自分で形成した骨に取り囲まれて骨細胞となる．
- 膜性骨化により作られる骨を付加骨という．
- 膜性骨化する骨は，頭蓋骨，下顎骨，鎖骨，長骨の太さなど．

● ワンポイント 豆知識

膜性骨化では，骨芽細胞が分泌するコラーゲン線維の網目構造に Ca^{2+}，リン酸などの無機質が沈着

■ 骨の代謝
- 骨芽細胞が分泌するコラーゲンによる骨の新生（再形成）と破骨細胞による骨の破壊（再吸収）とが常に行われる．

● ワンポイント 豆知識

骨の代謝に関係するホルモンとして，パラソルモン，カルシトニン，ビタミンDなどがある．これらは Ca^{2+} の血漿濃度を 10mg/dℓ に保つように作用している．

■ パラソルモン
- 上皮小体が分泌
- Ca^{2+} の血漿濃度を上昇
- Ca^{2+} の増加は骨の吸収を促進と，腸管からの吸収による．

11. 骨

● ワンポイント 豆知識

骨の無機成分は大部分がリン酸カルシウム（85％）で，吸収によりCa²⁺の他に<u>リン酸イオン</u>も出てくるが，<u>リン酸イオン</u>は原尿へろ過された後，尿細管での再吸収が抑制，血液中の濃度は<u>低下</u>する．

■ カルシトニン

- 甲状腺の傍ろ胞細胞から分泌される．骨の再吸収を抑制し，<u>尿中へのCa²⁺の排泄を促進</u>
- 血液中のCa²⁺の濃度は低下

● ワンポイント 豆知識

■ 上皮小体機能低下の症状
- 血漿中のCa²⁺の低下
- 低カルシウム血性テタニー……四肢と喉頭の痙攣
- クボスティック徴候……下顎骨角をたたく⇒顔面神経を刺激⇒同側の顔面の筋肉痙攣
- <u>トルーソ徴候</u>……上肢筋の痙攣による助産師の手

■ ビタミンD

- 皮膚に存在するプロビタミンD₃は，<u>紫外線</u>の作用で，ビタミンD₃となり，肝臓と<u>腎臓</u>での水酸化により，<u>活性化</u>した1,25(OH)₂D₃となる．
- 作用は，Ca²⁺とPの小腸の<u>腸上皮細胞</u>からの吸収促進と，骨からの遊離の促進により，Ca²⁺とPの血液中濃度を上昇
- ＊P（リン）は，血液中ではリン酸として存在する．

■ 骨粗鬆症（オステオポローシス）

- 骨芽細胞の活動の低下による，骨がもろくなる疾患
- <u>骨芽細胞</u>は<u>エストロジェン（エストロゲン）</u>により活動が促進しコラーゲンを分泌するので，エストロジェンの分泌が盛んなうちは骨粗鬆症は発症しない．

11. 骨

- 骨の形成には，骨に対する外力の作用も重要

● ワンポイント 豆知識

- 骨形成と骨吸収には，骨に加えられる外力の作用の影響を受ける
- ☞ 歯がなくなると顎骨の吸収が起こる……もし，インプラントを入れると顎骨の吸収が防げる．

■ くる病と骨軟化症
- 血液中のカルシウム，リン酸の不足による．
- 成長期の子供の場合にはくる病，成人の場合には骨軟化症
- コラーゲン線維の網目構造に，沈着する石灰ができないことによる．

■ 大理石病
破骨細胞が欠如し，骨の密度が異常に過密となり，神経の通路も狭窄する．

● ワンポイント 豆知識

カルシウムの作用
- 筋の収縮
- 血液凝固（Ⅳ因子）
- 骨の形成

● ワンポイント 豆知識

- 血中 Ca^{2+} 濃度が低下すると，テタニーが起こる．
- 神経筋興奮伝達の抑制と，神経，筋の興奮性の上昇によるもので，顔面の筋肉が痙攣するクボスティック徴候と，助産師の手を示すトルーソ徴候などが起こる．

ポイントマスター
12. 生殖

■ 染色体の数
- ヒトの染色体の数は 23 対（46 本）
- 22 対（44 本）は常染色体で，男性・女性に共通な常染色体
- 1 対（2 本）は性染色体で，男性では XY，女性では XX を示す．

■ 減数分裂
- 父由来（精子由来）の遺伝子と，母由来（卵子由来）の遺伝子が受精し，子の遺伝子となるため，生殖細胞の遺伝子量は通常の半分でなければならない．
- 細胞が，遺伝子を半分にして 2 つの細胞に分裂することを減数分裂という．

● ワンポイント 豆知識

減数分裂の結果，染色体の数は半分となり常染色体 22 本と性染色体 1 本になる．この結果，卵子は XX から染色体 X と染色体 X とに分かれた遺伝情報をもち，精子は XY から染色体 X と染色体 Y とに分かれた遺伝情報をもつ．

■ 性分化
- 男性も女性ももともとは同じ組織が分化したもの．
- 精巣は胎生 7～8 カ月に精巣下降が起こる．

12. 生殖

表 生殖腺・副生殖器の性分化

	男性	女性
生殖腺隆起（生殖腺の原基）	髄質が発達し，精巣（男性ホルモンを分泌）	皮質が発達し，卵巣（女性ホルモンを分泌）
ウォルフ管（内生殖腺原基）	精巣上体，精管，精嚢，射精管	──
ミュラー管（内生殖腺原基）	──（精巣の支持細胞が分泌する抗ミュラー管ホルモンにより消失）	卵管，子宮，腟
生殖結節	陰茎	陰核
尿道ヒダ	尿道海綿体	小陰唇・前庭球
陰唇陰嚢隆起	陰嚢	陰唇
外分泌腺	尿道球腺（カウパー腺）	大前庭腺（バルトリン腺）

● ワンポイント 豆知識

- 男性への性分化にはY染色体の精巣決定遺伝子が必要
- 性分化は脳でも起こり，脳の男性分化にはアンドロジェン（テストステロン）が必要

■■ 性染色体異常

- 性の決定は，卵子のもつ性染色体Xと，精子のもつ性染色体XまたはYとが受精することにより決まる．
- XXでは女性，XYでは男性となる．

ところが，この性染色体の組み合わせの異常が起こる場合がある．

XY	男性
XX	女性
XO	ターナー症候群
XXX	超女性
XXY	クラインフェルター症候群
XX/XY	真性半陰陽

12. 生殖

男性生殖器

■■ 精子形成
- アンドロジェンとFSH（卵胞刺激ホルモン）の作用により，セルトリ細胞は活性化
- セルトリ細胞は，精細胞に栄養を与える．
- 精子はセルトリ細胞により育てられる．
- 精子は腟，子宮，卵管を経るに従い受精能を獲得
- 精子は精囊から分泌される果糖をエネルギー源とする．

■■ 勃起
- 陰茎海綿体洞にらせん動脈血が流入することにより起こる．
- らせん動脈の血管拡張は，骨盤神経（勃起神経）の神経伝達物質（アセチルコリン・VIP）による．

■■ 射精
- 尿道への射出は下腹神経（交感神経）による平滑筋の収縮
- 尿道からの射精は，陰部神経による球海綿体筋（骨格筋）の収縮による．

■■ 男性ホルモン（アンドロジェン：主にテストステロン）の作用
- 男性の二次性徴（変声）
- 骨格筋を発達させる（蛋白質合成促進）
- セルトリ細胞を介して精子形成
- 性行動を促進（性欲増進）
- 頭髪の生え際の後退
- 男性分化

12. 生殖

● ワンポイント 豆知識

- 性ホルモン（男性：アンドロジェン，女性：エストロジェン，プロジェステロン）は，ステロイドホルモンである．
- アンドロジェンはアンドロゲン，エストロジェンはエストロゲン，プロジェステロンはプロゲステロンと表記している医学書も多い．

● ワンポイント 豆知識

男性ホルモンは主に，下垂体前葉からのICSHの刺激により精巣のライジッヒ細胞（ライディッヒ細胞：間質細胞）から分泌されるが，副腎皮質の網状帯（網状層）からも分泌されている．

女性生殖器

■ 卵巣周期
- 28日を周期とする卵巣周期があり，排卵は，左右どちらかの卵巣から起こる．
- 排卵を境として，卵胞期と黄体期とに分かれる．
- 卵胞期にはFSHの作用により卵胞の発育が促される．
- 排卵後の黄体期になるとプロジェステロンが分泌され，基礎体温が上昇

● ワンポイント 豆知識

生理学的正常では左右の卵巣の片方ずつから順に28日周期で排卵が起きているとすると，片方の卵巣からは56日周期で排卵が起きていることになる．

■ 子宮周期
- 28日を周期とする子宮周期があり，月経期から始まり，排卵を境として，増殖期と分泌期に分けられている．
- エストロジェンの分泌のピークは，排卵の直前にあり，子宮粘膜の増殖が起

こり，排卵後の受精卵の着床に備える．
- エストロジェンの分泌は排卵後も続き，子宮粘膜機能層を維持させて受精卵の着床に備える．
- 排卵後はプロジェステロンの作用により子宮粘膜は分泌期となり粘液を分泌

● ワンポイント 豆知識

月経は黄体からのエストロジェンの分泌減少によるらせん動脈の収縮が血流不全による機能層のネクローシス（壊死）を起こすことから起きる．

■ 排卵と基礎体温
- 排卵は，下垂体前葉からのLH（黄体形成ホルモン）の作用による．
- LHは排卵の時期に急激に分泌量が増加．これをLHサージという．

● ワンポイント 豆知識

排卵時は一時的な体温の低下を起こし，基礎体温を測定していると排卵のタイミングを知ることができる．

12. 生殖

■ 性周期と女性ホルモン

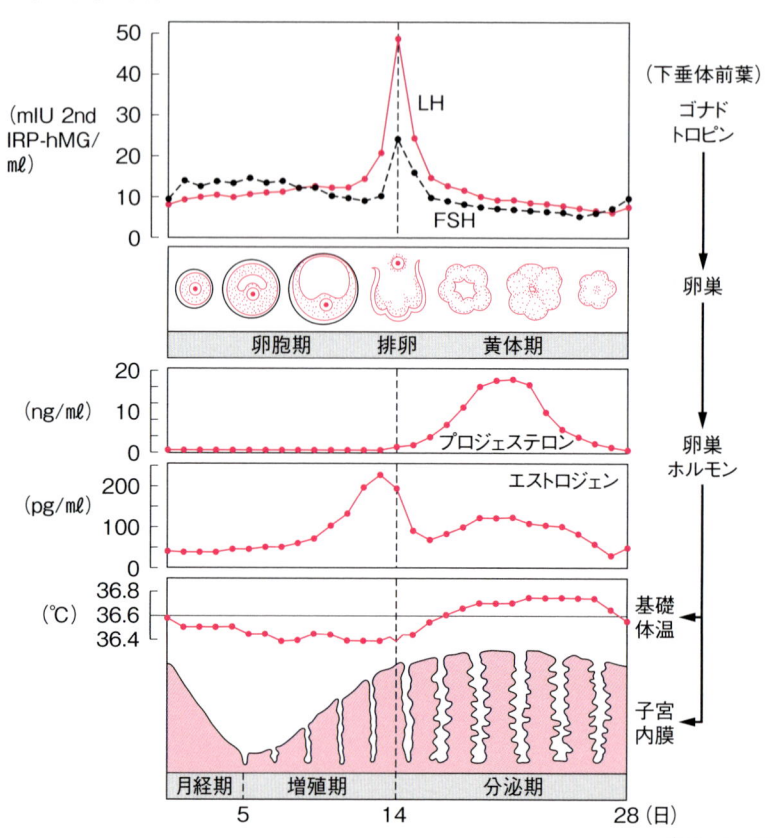

(Midgley 原図より)

● ワンポイント 豆知識

周期表からわかること
- エスロトジェン……排卵の直前にピーク（卵胞期後期〜排卵前期にかけてピーク）
- 黄体期⇒基礎体温が増加
- 卵胞期⇒卵胞刺激ホルモン（FSH）分泌が高い．
- 黄体期＝分泌期である．
  卵巣周期での黄体期は月経周期の分泌期にあたる．

LH の作用
- 卵巣に対して……グラーフ卵胞を破壊して排卵，排卵後の卵胞の黄体化

> ● ワンポイント 豆知識
>
> 黄体形成ホルモン（LH）は，男性では間質細胞刺激ホルモン（ICSH）に相当し，ライジッヒ細胞（間質細胞）を刺激してアンドロジェンを分泌

FSH の作用
- 卵巣に対して……卵胞の発育

> ● ワンポイント 豆知識
>
> 卵胞刺激ホルモン（FSH）は，男性ではセルトリ細胞に作用し，精子の発育を刺激

エストロジェンの作用
- 女性の二次性徴（皮下脂肪の増加による女性らしい体の形成）
- 喜びや怒りの心を増強
- 卵胞の発育
- 子宮内膜の肥厚
- 子宮頸部の粘液分泌
- 腟粘膜の増殖・角化
- 乳腺間質の発育
- 骨形成の促進・骨吸収の抑制
- 皮膚の保湿・弾力性
- 血管の拡張（血圧の低下）
- 血中の HDL コレステロールの増加
- 血中の LDL コレステロールの減少
- 血中の中性脂肪（トリグリセリド）の減少

12. 生殖

● ワンポイント 豆知識

- エストロジェンは骨芽細胞の活動を促進
- 女性は閉経後のエストロジェンの減少に伴い，骨粗鬆症になりやすい．

■ プロジェステロンの作用
- 子宮内膜を分泌期にする．
- 乳腺組織の発育（出産後の授乳に備える）
- オキシトシンの感受性を低下させ，妊娠を維持
- 基礎代謝を高め，基礎体温を上昇

● ワンポイント 豆知識

卵巣機能の低下や閉経による卵巣ホルモン（エストロジェン，プロジェステロン）の分泌低下は，階層的上位ホルモンである下垂体前葉のゴナドトロピン（FSH，LH）や，視床下部でのゴナドトロピン放出ホルモン（GnRH）の分泌増加を促す．
*このような視床下部の機能亢進により，自律神経のバランスが乱され，更年期障害が起こる．

■ 受精と着床
- 腹腔内に排卵され，卵管采を経て卵管に取り込まれた卵子と，女性の膣，子宮，卵管を経るうちに受精能を獲得した精子とが結合して受精が成立
- 受精は正常では卵管膨大部で起こる．
- 受精卵は直ちに細胞分裂を開始し，受精後約6〜7日後（約1週間後）に子宮内膜に着床する．

■ 胎盤ホルモン，胎児・胎盤単位
- 胎盤は胎児由来の絨毛膜有毛部と，母親由来の基底側脱落膜とにより構成され，絨毛膜と基底側脱落膜の間にはさまれた胎盤腔には母体の血液が満たされている．

12. 生殖

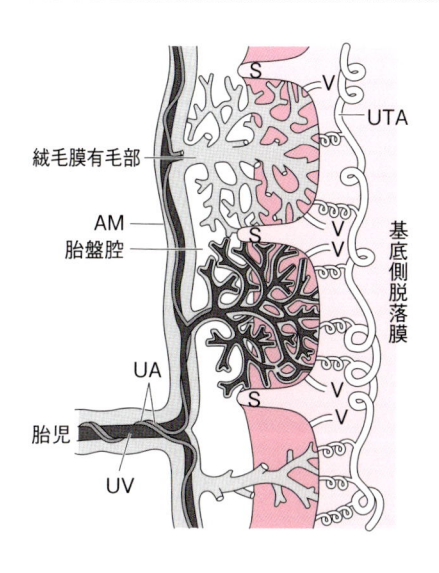

図 ヒトの胎盤の構造
赤色は母親側の組織を示す．
AM　羊膜
S　　胎盤中隔
UA　臍動脈
UV　臍静脈
UTA　子宮動脈
V　　静脈
（Harrison, 1964 より）

- 妊娠初期には hCG，妊娠後期には hCS，エストロジェン（エストリオール），プロジェステロン（プレグナンジオール）を分泌
  hCG（ヒト絨毛性ゴナトトロピン）……妊娠初期に妊娠黄体に作用し，エストロジェン，プロジェステロンの分泌を促進し，妊娠を維持
  妊娠反応（妊娠の判定）にも利用
- hCS（ヒト絨毛性乳腺刺激ホルモン）……出産に備えて，母体には授乳の準備，胎児には成長を促進
- エストロジェン……妊娠後期には胎盤からも分泌され，妊娠を維持
- プロジェステロン……妊娠後期には胎盤からも分泌され，妊娠を維持

● ワンポイント 豆知識

胎盤からのエストロジェンは，
プレグネノロン（母体）⇒ デヒドロエピアンドロステロン（胎児の副腎皮質）⇒ エストロジェン（胎盤）と，胎盤と胎児との協力によって合成（胎児・胎盤単位）

12. 生殖

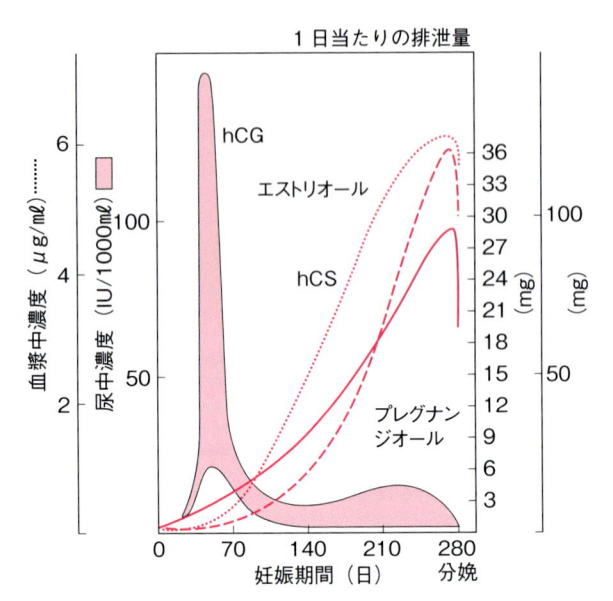

図 正常妊娠中のホルモン量
尿中のエストリオール，プレグナンジオール（プロジェステロンの代謝産物）の排泄量は，それぞれ血中エストロジェン，プロジェステロン濃度を反映している．
hCG　ヒト絨毛性性腺刺激ホルモン
hCS　ヒト絨毛性乳腺刺激ホルモン

■ 分娩のためのオキシトシンの作用

- 最終の月経初日より 280 日前後に，分娩 が起こる．
- 分娩時の 子宮筋の収縮 により，胎児の娩出が起こる．
- 子宮頸部の拡張によりオキシトシンの分泌が起こり，さらなる子宮筋の収縮を起こす（ファーガソン反射）．

● ワンポイント 豆知識

＊胎盤の機能
　母子間の物質移動
　ガス交換
　栄養の取り込み・老廃物排出
　ホルモンを分泌

12. 生殖

■ 授乳のためのホルモン
- 授乳に関するホルモンとしてプロラクチンとオキシトシンがある．
- 胎児による乳首吸引刺激により，下垂体前葉からプロラクチンが，下垂体後葉からオキシトシンの分泌が増加する．

● ワンポイント 豆知識
- プロラクチンは乳汁を分泌し，オキシトシンは乳汁の射出を行う．
- オキシトシンによる乳汁の射出反射を，乳汁射出反射または射乳反射という．

■ プロラクチン
- プロラクチンは，妊娠とともに分泌量が増加し，出産後（分娩後）1週まで分泌は亢進
- 授乳における乳首刺激により分泌が増加
- プロラクチンは，乳腺に作用し，乳腺の発育を促進

● ワンポイント 豆知識
プロラクチンは生殖腺機能を抑制し，授乳期間中は排卵は抑制される．

■ オキシトシン
- オキシトシンは乳腺の平滑筋を収縮し，乳汁を射出（乳汁射出反射：射乳反射）
- 分娩の際に子宮平滑筋を収縮して胎児を子宮から娩出（ファーガソン反射）

● ポイントマスター

13. 神経の基本

■ シナプスの性質（シナプス伝達の特徴）

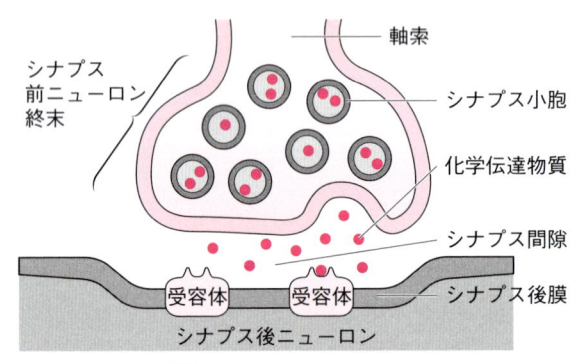

図 シナプスの構造

① 一方向性伝達……化学伝達物質を放出する側と，化学伝達物質を受け取る受容体がある側が決まっているため
② シナプス遅延……化学伝達物質がシナプス間隙を拡散し，受容体に受け取られる過程のために，情報の伝達速度は遅い．

● ワンポイント 豆知識

- シナプスが多くなるほど，情報の伝導時間に遅れを生じる．
- 最も速い反射は，単シナプス反射

③ 易疲労性……繰り返しの情報伝達による化学伝達物質の消耗や，受容体に結合した化学伝達物質の分解酵素の消耗などにより，情報を正確に伝達できなくなる．

13. 神経の基本

④加重……化学伝達物質を受け取り発生する1回のEPSPでは，活動電位を起こす閾値に達しない．EPSPが終わる前に新たなEPSPを生じると，EPSPが重なり電位が高くなり閾値を超えることができる．これを加重（時間的加重）という．

⑤可塑性……シナプスは使用頻度が増加すると，EPSPの振幅が長時間増大し，またシナプスの接続も変化を起こす．

● ワンポイント 豆知識

勉強や練習，リハビリにより能力が向上するのは，反復刺激後にシナプス伝達が増強するシナプスの可塑性によるところが大きい．

■ 化学伝達物質

シナプスにおいて伝達物質は，神経によって異なる．

- 運動神経線維は，アセチルコリンを分泌
- 交感神経・副交感神経の節前神経線維は，アセチルコリンを分泌
- 交感神経の節後神経線維は，ノルアドレナリンを分泌
- 副交感神経の節後神経線維は，アセチルコリンを分泌

● ワンポイント 豆知識

汗腺と骨格筋の血管を支配する交感神経の中には，アセチルコリンを分泌するコリン作動性のタイプがある．

● ワンポイント 豆知識

アセチルコリンエステラーゼは，受容体に結合したアセチルコリンをコリンと酢酸に分解する．

13. 神経の基本

● ワンポイント 豆知識

神経筋結合部において，アセチルコリンエステラーゼで分解できないクラーレが受容体に結合してしまうと，化学伝達物質のアセチルコリンが受容体に結合できなくなり情報の伝達ができなくなる．

● ワンポイント 豆知識

中枢神経系の化学伝達物質においてグルタミン酸は興奮性伝達物質として，GABA（γ-アミノ酪酸）は抑制性伝達物質として作用している．

■ 興奮伝導の3原則
神経線維（軸索）の性質に，次のようなものがある．
①不減衰伝導……発生した活動電位は，軸索の途中で消滅しない．
②絶縁性伝導……発生した活動電位は，隣の神経線維に移らない．
③両側性伝導……発生した活動電位は，軸索の両方向へ伝えられる．

■ 有髄神経特有の原則
- 跳躍伝導……神経の髄鞘を飛び越えて伝わるために，伝導速度が速い．
  ＊C線維（Ⅳ線維）以外はすべて有髄神経

■ 興奮の伝導速度
太いほど早い〔軸索（神経線維）が太くなるほど速度は速くなり，Ⅰ線維では太さの5～7倍の早さとなる〕．

■ 軸索の麻痺のしやすさ
- 局所麻酔は，太いほど麻酔が効きにくい．
- 圧迫では細いほど麻痺しにくい ⇒ C線維は麻痺しにくい．

13. 神経の基本

● ワンポイント 豆知識

■ 圧迫での麻痺のしやすさ
Aα（運動）＞Aβ（触覚・圧覚）＞Aδ（温覚・一時痛覚）＞C（二次痛覚）

● ワンポイント 豆知識

■ 電気刺激に対する影響
電気刺激に対して，太いほど影響を受けやすい（閾値が低い）．
＊有髄神経線維では，太いほど絞輪部が狭く面積が小さな構造をしているため，外からの刺激電流密度は，太い線維ほど大きくなる．

■ 神経線維の分類

文字式分類	数字式分類 （感覚神経線維）	機能	直径	伝導速度
Aα線維	—— Ⅰa線維 Ⅰb線維	運動（骨格筋） 筋紡錘からの感覚情報 腱紡錘からの感覚情報	15（μm） 太 ↓ 細 1（μm）	100（m/s） 速 ↓ 遅 1（m/s）
Aβ線維	Ⅱ線維	触覚・圧覚		
Aγ線維	——	運動（筋紡錘）		
Aδ線維	Ⅲ線維	痛覚・温覚・冷覚		
B線維	——	交感神経節前線維		
C線維	Ⅳ線維	交感神経節後線維 痛覚		

● C線維（Ⅳ線維）のみ無髄神経であり，他は有髄神経である．
● 直径が太い程，伝導速度は速いが比例関係はない．
● 神経の興奮は活動電位として伝えられる．

13. 神経の基本

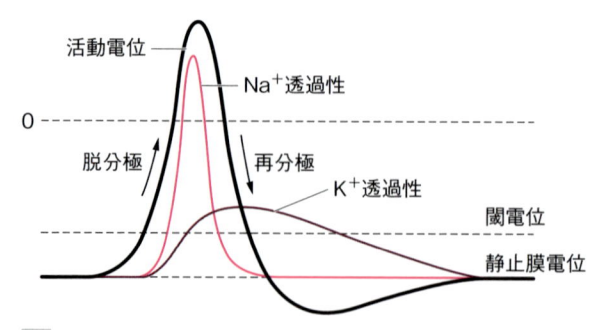

図 活動電位と細胞膜でのNa$^+$, K$^+$の透過性

- 脱分極……Na$^+$チャネルの開放によるNa$^+$の細胞内への流入
- 再分極……K$^+$イオンの細胞外への流出
- 細胞の興奮が起きていないときは，静止膜電位として細胞内は細胞外より－70mVを示す．

● ワンポイント 豆知識

脱分極により閾値（閾電位）を超えると活動電位が発生する．
この活動電位は閾値を超えなければ発生せず，閾値を超えていればその大きさにかかわらず活動電位の大きさは一定である．
これを全か無かの法則という．

■ 不応期

活動電位は主にNa$^+$とK$^+$のイオン分布とその移動によって起こる．
よって活動電位を起こしている最中では，あらたな活動電位を起こすことはできない．これを不応期という．

13. 神経の基本

● ワンポイント 豆知識

膜電位は，細胞膜内の電位が細胞膜外に比べていくら高いか低いかを表しており，これは細胞内と細胞外のイオン分布の違いによって生じる．

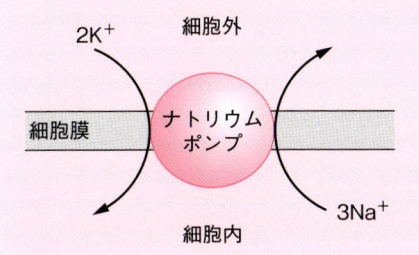

```
          細胞外
    2K⁺ ↑     ↓
   ┌──────┐
細胞膜│ナトリウム│細胞膜
   │ ポンプ │
   └──────┘
    ↓     ↑ 3Na⁺
          細胞内
```

Na^+ と K^+ の流れと静止膜電位
① Na^+ ポンプにより
　　Na^+ は細胞外へ
　　K^+ は細胞内へ移動
②細胞膜の Na^+ チャネルの透過性は低い……Na^+ は細胞内へ入ってきにくいので移動がほとんどない．
③細胞膜の K^+ チャネルの透過性は高い……K^+ は細胞外へ自由に出ていける．

その結果……
④静止膜電位は主に K^+ の平衡電位（細胞膜内外の K^+ の動的平衡による分布差による電位差）によるといえる．

　⇒　もし細胞外の K^+ が増えると……
細胞外の K^+ に反発されるため，K^+ が細胞外に出にくくなってしまい，
K^+ のプラス電位により細胞膜内の電位は上昇し，静止膜電位は－70mV より高くなりやすい．

　⇒　もし細胞外の K^+ が減ると……
K^+ は細胞外へ出やすくなるので，静止膜電位は－70mV より低くなりやすい．

13. 神経の基本

■ 脳神経の構成・機能

神経の番号	神経名	構成	機能
Ⅰ	嗅神経		嗅覚
Ⅱ	視神経		視覚
Ⅲ	動眼神経		眼球運動 開眼（上眼瞼挙筋）
		副交感神経	縮瞳（瞳孔括約筋） 近くを見る（毛様体筋）
Ⅳ	滑車神経		眼球運動（上斜筋）
Ⅴ	三叉神経	眼神経	眼球・前頭部の感覚
		上顎神経	上顎・頰部の感覚
		下顎神経	下顎・オトガイ部の感覚 舌前 2/3 の感覚 咀嚼運動（咀嚼筋）
Ⅵ	外転神経		眼球運動（外側直筋）
Ⅶ	顔面神経		顔面運動 舌前 2/3 の味覚
		副交感神経	涙の分泌（涙腺） 唾液の分泌（顎下腺） 　　　　　　（舌下腺）
Ⅷ	内耳神経	蝸牛神経 前庭神経	聴覚 平衡覚
Ⅸ	舌咽神経		嚥下運動（咽頭筋） 舌後 1/3 の味覚・感覚 頸動脈小体（化学受容器） 頸動脈洞（圧受容器） 　からの感覚
		副交感神経	唾液の分泌（耳下腺）
Ⅹ	迷走神経		喉頭蓋の味覚 大動脈体（化学受容器） 大動脈弓（圧受容器） 　からの感覚 ＊頸動脈小体へも分枝している
		反回神経	発音（喉頭筋）
		副交感神経	胸部・腹部の内臓運動・分泌腺
Ⅺ	副神経		胸鎖乳突筋 僧帽筋
Ⅻ	舌下神経		舌筋

＊赤字は副交感神経の作用

● ポイントマスター
14. 神経各論

■ 反射

＊どのような反射があり，反射弓はどうか？ 反射中枢はどこにあるのか？
を覚えておく．

■ 自律神経線維の化学伝達物質

- 自律神経節のシナプスでの情報を伝達する化学伝達物質は，交感神経と副交感神経の両方とも節前線維から分泌するのはアセチルコリンで，節後神経のニコチン(性)受容体で受け取られる．
- アセチルコリンを分泌する線維をコリン作動性線維という．
- 節後神経線維が，作用を及ぼすために情報を伝える化学伝達物質は，副交感神経ではアセチルコリンで，ムスカリン(性)受容体で受け取られる．交感神経ではノルアドレナリンで，α受容体・β受容体で受け取られる．
- ノルアドレナリンを分泌する線維をアドレナリン作動性線維という．

● ワンポイント 豆知識

副腎髄質は節後神経に相当し，節前神経線維が分泌したアセチルコリンをニコチン(性)受容体で受け取り，ノルアドレナリン，アドレナリンを副腎髄質ホルモンとして分泌

14. 神経各論

■ 自律神経の作用

交感神経

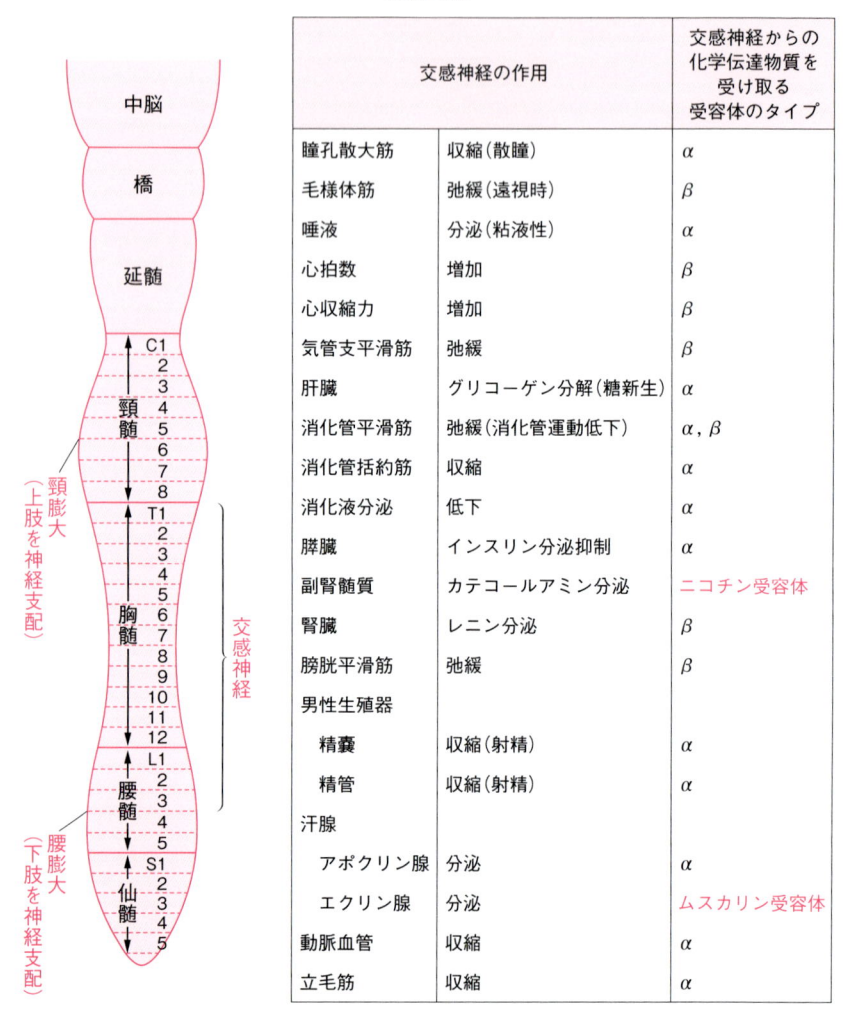

交感神経の作用		交感神経からの化学伝達物質を受け取る受容体のタイプ
瞳孔散大筋	収縮（散瞳）	α
毛様体筋	弛緩（遠視時）	β
唾液	分泌（粘性）	α
心拍数	増加	β
心収縮力	増加	β
気管支平滑筋	弛緩	β
肝臓	グリコーゲン分解（糖新生）	α
消化管平滑筋	弛緩（消化管運動低下）	α, β
消化管括約筋	収縮	α
消化液分泌	低下	α
膵臓	インスリン分泌抑制	α
副腎髄質	カテコールアミン分泌	ニコチン受容体
腎臓	レニン分泌	β
膀胱平滑筋	弛緩	β
男性生殖器		
精嚢	収縮（射精）	α
精管	収縮（射精）	α
汗腺		
アポクリン腺	分泌	α
エクリン腺	分泌	ムスカリン受容体
動脈血管	収縮	α
立毛筋	収縮	α

※骨格筋の動脈には，交感神経により収縮するタイプのほか，交感神経によりβ受容体を介して拡張するタイプと，ムスカリン受容体を介して拡張するタイプのものが存在する．

14. 神経各論

副交感神経

副交感神経の作用	
瞳孔括約筋	収縮（縮瞳）
毛様体筋	収縮（近視時）
唾液	分泌（漿液性）
心拍数	低下
心収縮力	低下
気管支平滑筋	収縮
肝臓	グリコーゲン合成
消化管平滑筋	収縮（消化管運動増加）
消化管括約筋	弛緩
消化液分泌	上昇
膵臓	インスリン分泌促進
副腎髄質	――
腎臓	――
膀胱平滑筋	収縮（排尿）
男性生殖器	勃起（陰茎の動脈拡張）
汗腺	――
動脈血管	――（脳・心臓・陰茎の動脈は拡張）
立毛筋	――

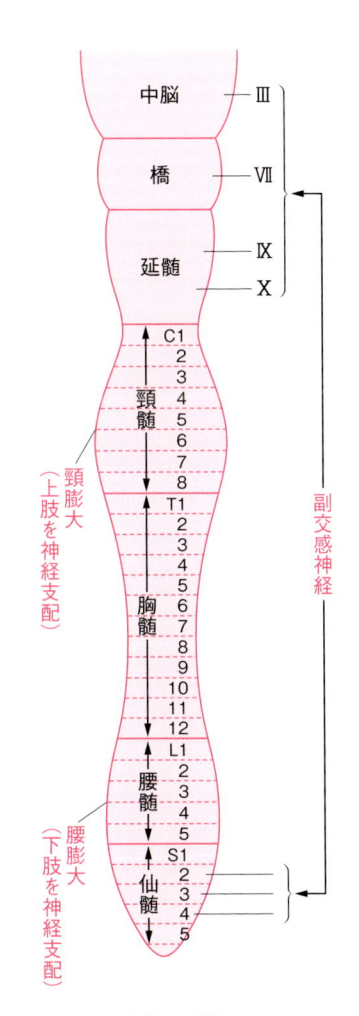

※交感神経，副交感神経の両方の作用を受け，その作用が反対の場合を拮抗性支配という．

中脳 — Ⅲ
橋 — Ⅶ
延髄 — Ⅸ, Ⅹ

頸髄 C1–8（頸膨大：上肢を神経支配）
胸髄 T1–12
腰髄 L1–5（腰膨大：下肢を神経支配）
仙髄 S1–5

副交感神経

14. 神経各論

● ワンポイント 豆知識

- 交感神経，副交感神経の両方とも促進するもの……唾液腺の分泌
- 交感神経，副交感神経のみの一方だけにより，支配をうけているもの
  ① 交感神経のみの支配……瞳孔散大筋，副腎髄質（カテコールアミン分泌），腎臓（レニン分泌），立毛筋，汗腺
  ② 副交感神経のみの支配……瞳孔括約筋（瞳孔縮小）

■ 脊髄と脊髄神経

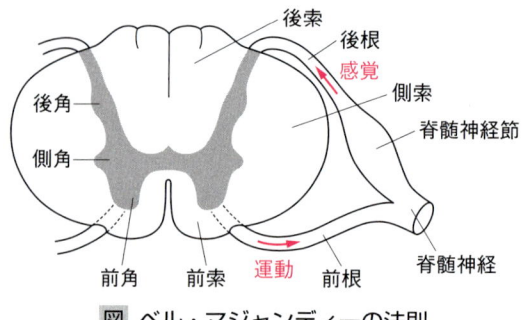

図 ベル・マジャンディーの法則

- 中心に灰白質がH型に存在
- 前角からは前根，後角へは後根がつながる．
- 前根は運動神経，後根は感覚神経であり，これをベル・マジャンディーの法則という．
- 前角には運動神経の細胞，後角には，感覚神経からの情報を受けて脳幹などに伝える神経細胞が存在

■ 視床下部の働き

- グルコース感受性ニューロンによる血糖値の調節
- 冷ニューロンと温ニューロンの情報による体温の調節
- 浸透圧受容器による細胞外液量の調節

内臓反射と中枢

表 内臓反射中枢

内臓反射中枢	中枢の部位
循環中枢	延髄
呼吸中枢	延髄
くしゃみ中枢	延髄
せき中枢	延髄
唾液分泌中枢	延髄
嚥下中枢	延髄
嘔吐中枢	延髄
縮瞳中枢（対光反射の中枢）	中脳
体温調節中枢	視床下部
摂食中枢	視床下部
満腹中枢	視床下部

● ワンポイント 豆知識

- 内臓反射の分類
  - 内臓-内臓反射……内臓からの刺激が内臓に反応する反射（内臓の自律的な反射）
  - 体性-内臓反射……外からの刺激が内臓に反応する反射……マッサージや武道の急所，鍼灸治療など
  - 内臓-体性反射……内臓の刺激が骨格筋に反応する反射……筋性防御

14. 神経各論

◉ ワンポイント 豆知識

- **視床下部-辺縁系**……視床下部と大脳辺縁系で調節しているもの
  - 恒常性の維持
  - 本能
  - 情動
  - 生殖

■ 筋の調節

● 筋紡錘

骨格筋と筋紡錘との収縮の違いを認知し，筋の収縮程度（筋の長さ）を感知する．

骨格筋の収縮はα運動線維（Aα線維），筋紡錘の収縮はγ運動線維（Aγ線維）による．

◉ ワンポイント 豆知識

- 筋紡錘の線維（錘内筋線維）は，骨格筋線維と並列に位置し，線維の中央部では収縮は起こらない．
- 核袋線維と核鎖線維の2つの型がある．

筋紡錘からの情報は，Ia線維とⅡ線維が伝えている．
錘内筋線維の中央部の核のある部位にはIa線維が，
中央の両側の核のない部位にはⅡ線維が終末する．
Ia線維は，筋の速い伸展に反応し，特に伸張反射の情報となる．
Ⅱ線維は，筋の遅い伸展に反応し，筋の長さを伝える．

◉ ワンポイント 豆知識

■ 筋紡錘が関与する反射
- 伸張反射……唯一の単シナプス反射で腱反射があてはまる．

14. 神経各論

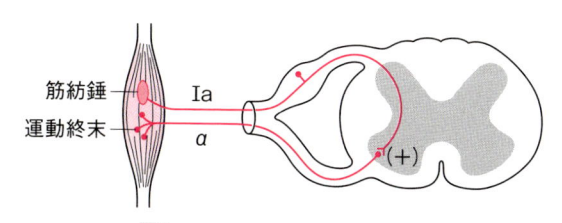

図 単シナプス反射の反射弓

- 腱反射には膝蓋腱反射，アキレス腱反射，上腕二頭筋反射，上腕三頭筋反射があり，それぞれ大腿四頭筋，下腿三頭筋，上腕二頭筋，上腕三頭筋の単収縮を起こす．
- 腱紡錘（ゴルジ腱器官）
骨格筋の腱への移行部に存在し，筋に加わる力を感知して伝える．
Ｉｂ線維が伝えている．
 ⇒ 腱紡錘が関与する反射……逆伸張反射（自己抑制），除脳動物では折りたたみナイフ反射

● ワンポイント 豆知識

■ 主な反射による反応
- 下顎張反射……下顎を急に開くと，筋紡錘が反応し，閉口させる．
- くしゃみ反射……鼻腔粘膜の刺激で起こる．反射中枢は延髄にある．
- せき反射……気管粘膜の刺激で起こる．反射中枢は延髄にある．
- 嚥下反射……飲食物が舌後半・咽頭部に触れると軟口蓋の挙上と喉頭蓋軟骨による咽頭口の閉塞が起こり，嚥下が行われる．嚥下中枢は延髄にある．
- 角膜反射……角膜刺激で両側の閉眼が起こる．
- バビンスキー反射……錐体路障害で起こる．足底への刺激により，足指が扇状に拡がる．反射中枢は，脊髄にある．
- 睾挙筋反射……大腿の内側の皮膚を刺激すると，精巣挙筋が収縮し精巣が挙上する．反射中枢は，脊髄にある．
- 伸張反射（腱反射）……骨格筋を急に伸張すると，筋紡錘が反応し，伸張された肺を収縮させる．反射中は脊髄にある．

（次頁に続く）

14. 神経各論

- **屈曲反射**（防御反射・**逃避反射**）……侵害刺激を加えられると，屈筋を収縮させて侵害刺激から遠ざかろうとする反射．反射中枢は脊髄にある．
- 交叉伸展反射……侵害刺激が強いと，刺激側の屈筋の収縮と共に，反対側の伸筋の収縮が起こる．反射中枢は脊髄にある．
- 逆伸張反射（自己抑制）……筋の収縮力が強いと，腱紡錘が反応し，α運動ニューロンを抑制し，筋の収縮力を弱める．

● **ワンポイント 豆知識**

- **伸長反射**が起こると，拮抗筋の収縮は抑制される．
  ⇒ 伸筋の伸長反射では，屈筋は抑制し協調
  拮抗筋同士が同時に収縮しないように抑制性介在ニューロンが収縮を抑制

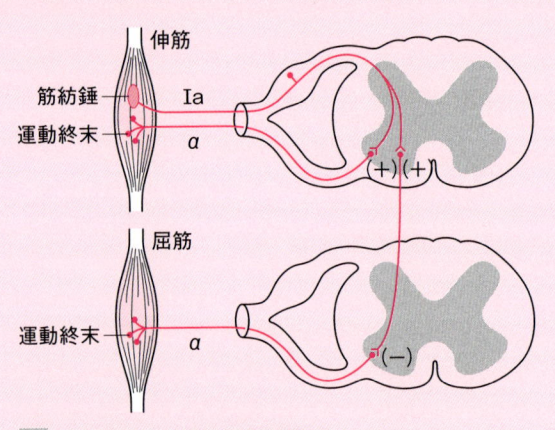

図　伸長反射と相反神経支配
伸長反射が起こるとき拮抗筋の運動は抑制される．

■ 姿勢反射

姿勢を維持するための反射

〈脊髄での反射〉
- 伸長反射……筋の伸長を筋紡錘が感知し，筋を収縮
- 支持反射……足底に地面が接触すると，足底筋を収縮

〈脳幹での反射〉
- 前庭迷路反射……直線加速度を耳石器が感じ，四肢の収縮を調節
- 頸反射……………頸筋の伸長を筋紡錘が感じ，四肢の収縮を調節
- 立ち直り反射……直線加速度を耳石器が感じ，頭部を水平にする．

〈大脳皮質による反射〉
- 踏み直り反射……足底を地面に出して，姿勢を維持
- とび直り反射……片足を跳躍させて，姿勢を維持

■ 脊髄ショック

障害部以下では，次のことが起こる．
① 随意運動の消失
② 感覚の消失
③ 脊髄反射の消失

● ワンポイント 豆知識

■ ブラウン-セカール症候群

脊髄の半側で障害が起きた場合の，感覚・運動麻痺

麻痺は，感覚・運動神経の伝導路が，脊髄のどちら側を走行しているかで決まる．

① 障害側で麻痺……随意運動，深部感覚，皮膚の血管運動
② 障害と反対側で麻痺……温度感覚，痛覚
③ 両側で感覚障害（完全には麻痺しない）……触覚，圧覚

14. 神経各論

■■ 緊張性迷路反射
- 頭部の左右の傾きを前庭器官(卵形嚢,球形嚢)が感知
  傾いた側の上下肢が伸展し,対側の上下肢が屈曲

■■ 緊張性頸反射
- 頭部の回転を頸椎が感知
- 回転して向けられた側の上下肢は伸展し,後頭側の上下肢は屈曲

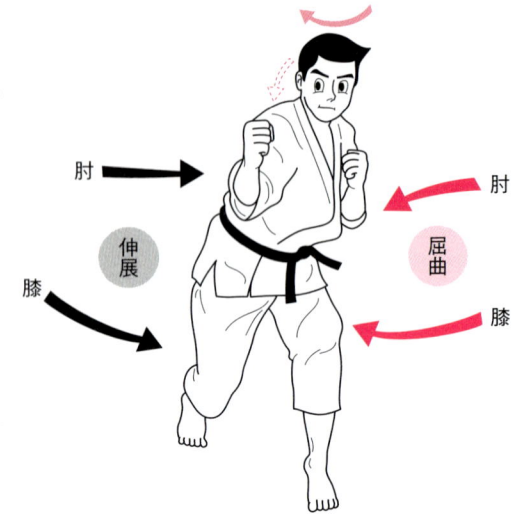

図 緊張性迷路反射と緊張性頸反射を応用した少林寺拳法の非常に速い突き
(頭部は突く側に傾き・向いている)

● ワンポイント 豆知識

■ 平衡感覚を維持する反射
①頸反射……頸を一側に向けるとその側の前肢と後肢は伸展,反対側の前肢と後肢は屈曲
②前庭迷路反射……頭の傾いたほうの四肢は伸展,反対側の四肢は屈曲.頭の傾きを修正する.
③前庭-眼反射……頭の位置がずれても,視線を一点に保つ反射.外眼筋に作用
④立ち直り反射……頭を水平にする.(耳石器) ⇒ 体と頭の関係を戻す(筋紡錘)の作用により体性を立て直す(頭部の立て直しに視覚情報をもとに大脳皮質も関与).

大脳基底核

- 尾状核, 被殻, 淡蒼球

  大脳皮質運動野からの情報を視床に送る.
  小脳とともに, 運動プログラムに関与

ワンポイント豆知識

大脳基底核が障害されると,
- 筋緊張の異常
- 運動緩慢
- 不随意運動

が起こる.

■ 大脳基底核の障害
  ① 筋緊張の亢進・運動減少（寡動）となるもの
   パーキンソン病……中脳黒質のドーパミンの減少. 筋の固縮と振戦
  ② 筋緊張の減少・運動亢進となるもの
   ハンチントン舞踏病……新線条体の異常. 四肢・顔面に不随意運動
   バリスムス……視床下核に異常. 四肢の付け根から絶え間のない大きな運動
   アテトーゼ……脳性麻痺にみられる. 手指をくねらせる運動
   ジストニー……アテトーゼより筋収縮が長い. 頸部・四肢がゆっくりと捻転する運動

14. 神経各論

■ 大脳皮質の機能局在

● 前頭葉，頭頂葉，側頭葉，後頭葉には，何の感覚野が存在しているか

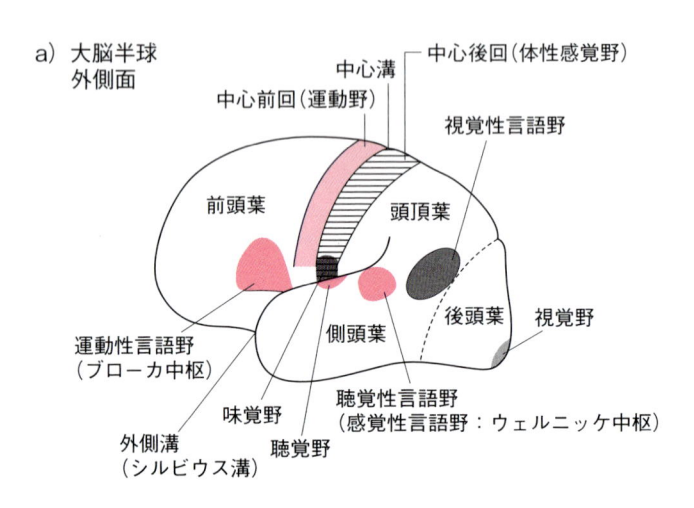

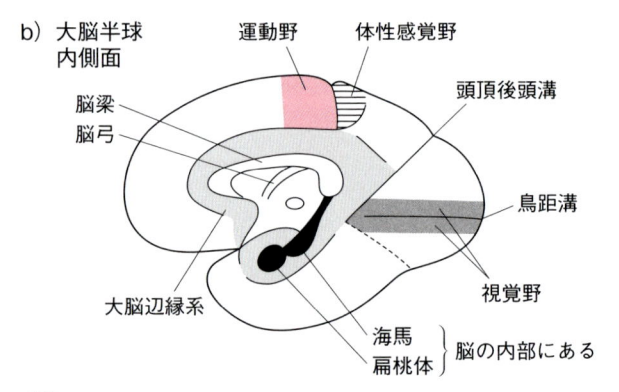

a) 大脳半球外側面
- 中心溝
- 中心後回（体性感覚野）
- 中心前回（運動野）
- 視覚性言語野
- 前頭葉
- 頭頂葉
- 後頭葉
- 視覚野
- 運動性言語野（ブローカ中枢）
- 味覚野
- 側頭葉
- 聴覚性言語野（感覚性言語野：ウェルニッケ中枢）
- 外側溝（シルビウス溝）
- 聴覚野

b) 大脳半球内側面
- 運動野
- 体性感覚野
- 脳梁
- 脳弓
- 頭頂後頭溝
- 鳥距溝
- 視覚野
- 大脳辺縁系
- 海馬
- 扁桃体 }脳の内部にある

図 大脳皮質の機能局在（Brodman 原図より）

● 前頭葉の前方部は，意欲，思考，計画性などの知的機能
● 運動野……筋運動を調節
● 感覚野……感覚を感受
● 連合野……高度な統合作用・創造作用

14. 神経各論

● ワンポイント 豆知識

（一次）運動野や（一次）体性感覚野の中も，それぞれの部位に対応した箇所が存在している．これを体部位再現という．

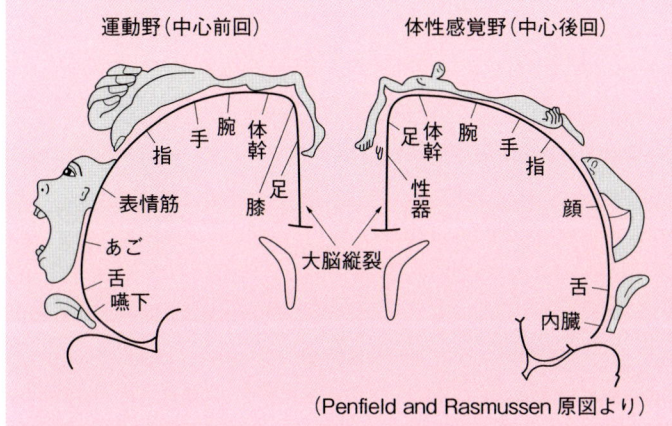

運動野（中心前回）　　体性感覚野（中心後回）

（Penfield and Rasmussen 原図より）

（頂点から外側に，下枝→体幹→手→顔と並んでおり，顔の口腔領域や手の領域が広いのがわかる）

■ 言語中枢

脳は左右があり，反対側の機能と密接に関係しているが，
言語中枢はほとんど左脳に存在（人の90％は左半球に言語機能をもつといわれる……）

①ブローカ中枢（ブローカ野・運動性言語中枢）……話す機能．前頭葉にある
②ウェルニッケ中枢（ウェルニッケ野・感覚性言語中枢）……聞く機能．側頭葉にある．
③視覚性言語中枢……読む機能．頭頂葉にある．

14. 神経各論

■ 錐体路の経路

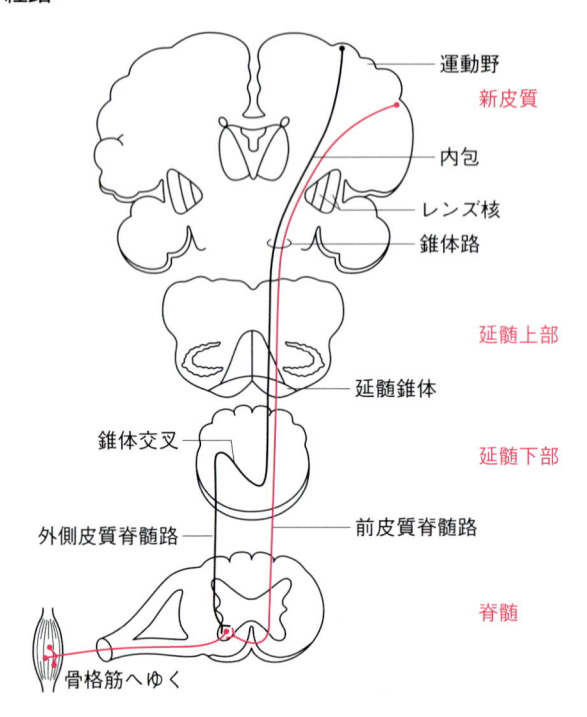

運動野
新皮質
内包
レンズ核
錐体路
延髄上部
延髄錐体
錐体交叉
延髄下部
外側皮質脊髄路
前皮質脊髄路
脊髄
骨格筋へゆく

- 大脳皮質運動野 ⇒ 内包 ⇒ 延髄錐体 ⇒ 錐体交叉 ⇒（対側の）外側皮質脊髄路 ⇒（脊髄前角でシナプス接続）⇒ 骨格筋
- 一部は錐体交叉せずに ⇒（同側の）前皮質脊髄路 ⇒（対側に交叉して脊髄前角でシナプス接続）⇒ 骨格筋

脳波

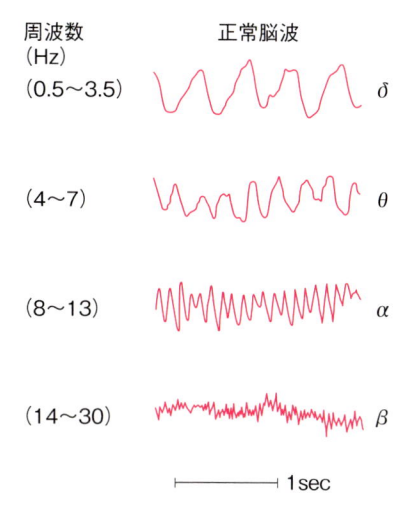

周波数 (Hz)	正常脳波
(0.5〜3.5)	δ
(4〜7)	θ
(8〜13)	α
(14〜30)	β

⊢——⊣ 1sec

- 脳の活動状態を把握できる．
- 活動が活発なほど，細かな波形

　β波……覚醒反応ともいう．
　　　　精神作業，注意集中，精神興奮，感覚刺激を受けた時に，α波が消えて，β波が現れる．これをα波阻止という．
α波……成人の基本律動．閉眼して，精神的に安静状態で現れる
θ波……小児の基本律動．浅睡眠時に現れる．
δ波……新生児や幼児の基本律動．成人では深睡眠時に現れる．

睡眠のstageと特徴的な正常脳波

睡眠のstage	特徴的な正常脳波
stage 1	瘤波
stage 2	紡錘波・K-complex
stage 3	紡錘波・高振幅徐波
stage 4	高振幅徐波
stage REM（レム睡眠）	低振幅θ波・速波・急速眼球運動

レム睡眠とノンレム睡眠

- ノンレム睡眠……徐波睡眠ともよばれ，睡眠の深さからstage 1〜4に分かれる．睡眠が深くなると低振幅徐波から高振幅徐波に変化
- レム睡眠……逆説睡眠ともよばれ，覚醒時と同じ波形（速波）を示す．夢をみていることが多い．急速眼球運動，反射活動の抑制，自律神経機能の変動が起こり，速い呼吸と遅い呼吸（無呼吸）を繰り返す．骨格筋の活動は完全に消失（姿勢維持筋が弛緩すると，体の力がぬける）

ワンポイント 豆知識

- 睡眠時に低下するもの
    - 骨格筋の緊張……徐波睡眠で低下，レム睡眠で完全に消失
    - 心拍数…………徐波睡眠で低下
    - 血圧……………徐波睡眠で低下

ワンポイント 豆知識

- 異常脳波
    - 棘波
    - 鋭波
    - 徐波
    - 棘徐波結合

14. 神経各論

■ 全身麻酔時の脳波
- 第1相は浅い全身麻酔．β波の減少とα波，δ波の増加
- 第2相は第1相より深い麻酔．β波が少なくα波とδ波となる．
- 第3相は，第2相より深い麻酔．平坦脳波とα波とβ波がみられる．
- 第4相は，第3相より深い麻酔．脳波は等電位（完全に平坦）

● ワンポイント 豆知識
通常の手術では，第2相から第3相の麻酔深度で行う．

● ワンポイント 豆知識
成長ホルモンは，睡眠中に最も多く分泌される．

● ポイントマスター
15. 感覚

■ 感覚の分類

分類			種類	受容器
特殊感覚			視覚	網膜の杆状体（明暗） 網膜の錐状体（色）
			聴覚	コルチ器官の有毛細胞
			嗅覚	嗅上皮の嗅細胞
			味覚	味蕾の味細胞
			平衡覚	卵形嚢・球形嚢（直線加速度） 三半規管（回転加速度）
一般感覚	体性感覚	皮膚感覚	触覚	自由神経終末 メルケル触覚盤 マイスネル小体
			圧覚	ルフィニ小体 クラウゼ小体 パチニ小体
			温覚	自由神経終末
			冷覚	クラウゼ小体 自由神経終末
			痛覚	自由神経終末
		深部感覚	関節の感覚	ルフィニ小体 自由神経終末
			筋の伸長	筋紡錘
			筋の張力	（ゴルジ）腱紡錘
			痛覚	自由神経終末
	内臓感覚		血圧	頸動脈洞 大動脈弓
			血液 PO_2 （酸素分圧）	頸動脈小体 大動脈体
			血液 PCO_2 （二酸化炭素分圧）	延髄中枢性化学受容器
			肺胞の膨満	肺胞壁
			血液浸透圧	視床下部神経細胞
			血糖値	B 細胞 視床下部神経細胞
			痛覚	自由神経終末

15. 感覚

■ 適刺激
- 感覚器官に有効な特有の刺激を適刺激という．
- 適刺激の閾値は，非常に低く受容器電位を発生しやすい．

■ 受容器電位（起動電位）
- 適刺激の大きさと刺激時間によって振幅が決まる，局部的な非伝導性脱分極電位
- 同じ刺激が続くと振幅は小さくなっていく．

● ワンポイント 豆知識

~刺激の強さと全か無かの法則~
- 受容器電位が閾値を超えると活動電位が発生するし，受容器電位の大きさと活動電位の発生は比例する傾向がみられる．
- 活動電位を発生する閾値は，神経線維ごとに異なる．
このような過程で，全か無かの法則に従いながら刺激の強さを伝えることができている．

■ 順応
- 同じ刺激を続けていると，活動電位の発生頻度が低下する現象

■ 相動性受容器
- 速やかに順応する．
- 触覚の受容器，パチニ小体（圧覚）

■ 持続性受容器
- 順応が遅い・不完全
- 筋紡錘，冷覚の受容器，痛覚の受容器，頸動脈洞受容器，肺胞の伸展受容器

15. 感覚

■ 一般感覚-体性感覚-皮膚感覚

- 触覚，圧覚，温覚，冷覚，痛覚がある．
触覚と圧覚は同じ感覚であり，圧覚が弱まると触覚となる．
触覚，圧覚の感覚点をそれぞれ触点，圧点といい，感覚受容器の存在している部位に一致し，その数は体の部位によって異なる．

①触覚，圧覚受容器
- 皮膚にはルフィニ小体，メルケル触覚盤，マイスネル小体，パチニ小体，クラウゼ小体などがある．
- 触覚は圧覚の弱いものであり，皮膚の浅い部位に存在する受容器は触覚に反応
- 深い部位にある受容器は圧覚に反応
* 感覚神経線維（C線維）そのものが感覚受容体となっているものを自由神経終末という．触覚のほか温覚，冷覚，痛覚を受容する．

● ワンポイント 豆知識

■ 皮膚の感覚受容器

■ 触覚は……
  自由神経終末
  メルケル触覚盤
  マイスネル小体

■ 圧覚は……
  ルフィニ小体
  クラウゼ小体
  パチニ小体

■ 痛覚，温覚，冷覚は……
  自由神経終末

15. 感覚

図 皮膚の感覚受容器

(図中ラベル:自由神経終末,メルケル触覚盤,マイスネル小体,ルフィニ小体,クラウゼ小体,毛根終末,パチニ小体)

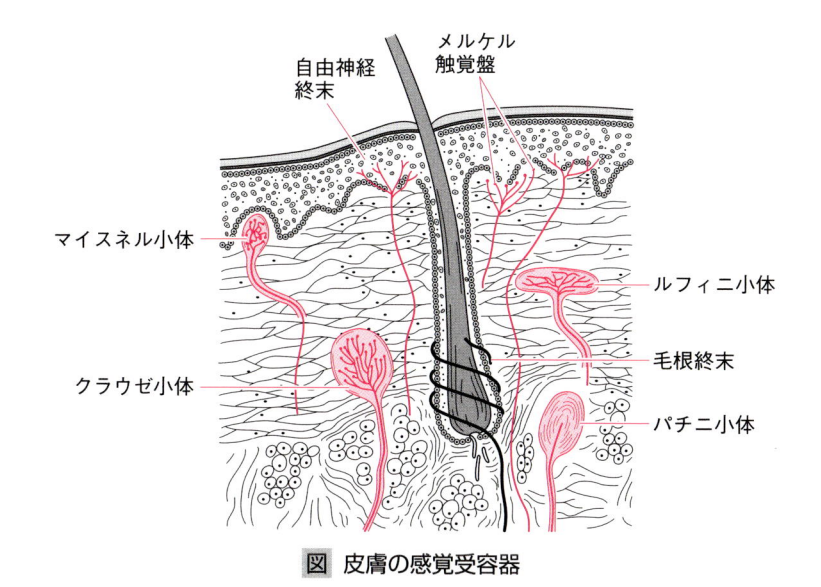

- 特に感覚に鋭い部位は,指尖,舌であり,口唇,鼻,頬,足指,腹,胸,背,腕,脚の順に鈍くなる.
- 感覚の鋭さは2点弁別閾(べんべついき)で表示され,指尖,舌では2〜3mm程度
* 2点弁別閾……2点で接触した感覚情報を2点を区別できる最少の距離
　　　　　　　距離を縮めていくと,1点だか2点だか区別できなくなる.

● ワンポイント 豆知識

■ 触点・圧点の密度が大きいほど2点弁別閾は小さい
　指尖・口唇で高く,背・腕・腿などで低い.
　(触圧覚の閾値は,指尖や口唇などで低く,上腕・下腿・背部などで高い)

②冷覚・温覚
温度感覚に反応する冷覚,温覚はそれぞれ自由神経終末である冷受容器,温受容器により受容される.
分布密度は,冷点＞温点
感覚点の密度は,触点・圧点より小さい.

15. 感覚

③痛覚

受容器は自由神経終末であり，痛覚受容器は侵害受容器ともよばれる．

痛覚の情報を伝える感覚神経の一次求心線維（*情報を伝える最初の神経線維）には，有髄神経線維であるAδ線維と，無髄神経線維であるC線維とがある．

● ワンポイント 豆知識

- Aδ線維……有髄神経なので，跳躍伝導により伝導速度が速く，一次痛として，はっきりとした，鋭い，局在の明確な痛みを伝える．
  機械的な侵害刺激を伝え，機械的侵害受容線維とよばれる．
- C線維……無髄神経なので，伝導速度は遅く，二次痛として，鈍い，うずくような，局在のはっきりしない痛みを伝える．
  機械的刺激の他，熱的刺激，化学的刺激も伝え，ポリモーダル侵害受容線維とよばれる．

■■ 一般感覚-体性感覚-深部感覚

運動感覚と深部痛覚とがある．

①運動感覚（固有受容感覚）

身体の空間的位置や，身体に加わる変化を感じるもの

関節包・靱帯に存在するルフィニ小体，（滑膜の）パチニ小体，腱のゴルジ腱受容器（腱紡錘）（筋の張力），筋紡錘（筋の伸展），皮膚・骨膜の自由神経終末

②深部痛覚

筋肉・腱・関節・骨膜から加わる感覚

鈍い，うずくような，局在が不明瞭な痛み

受容器は自由神経終末

15. 感覚

● ワンポイント 豆知識

■ 体性感覚
- 皮膚感覚と深部感覚を合わせて体性感覚という．
- 体性感覚の伝導路は，脊髄に入り延髄まで同じ側を登っていくルートと，脊髄の反対側を登っていくルートと，脊髄の両側を登っていくルートがあり，感覚の種類によってどのルートを通るかが決まっている．
- このルートの違いにより，ブラウン-セカール症候群の症状が起こる．
- 頭顔面部の感覚の場合は三叉神経視床路により視床に伝えられる．
- これらの情報は，いずれも視床でシナプス接続をして頭頂葉の体性感覚野に伝えられる．

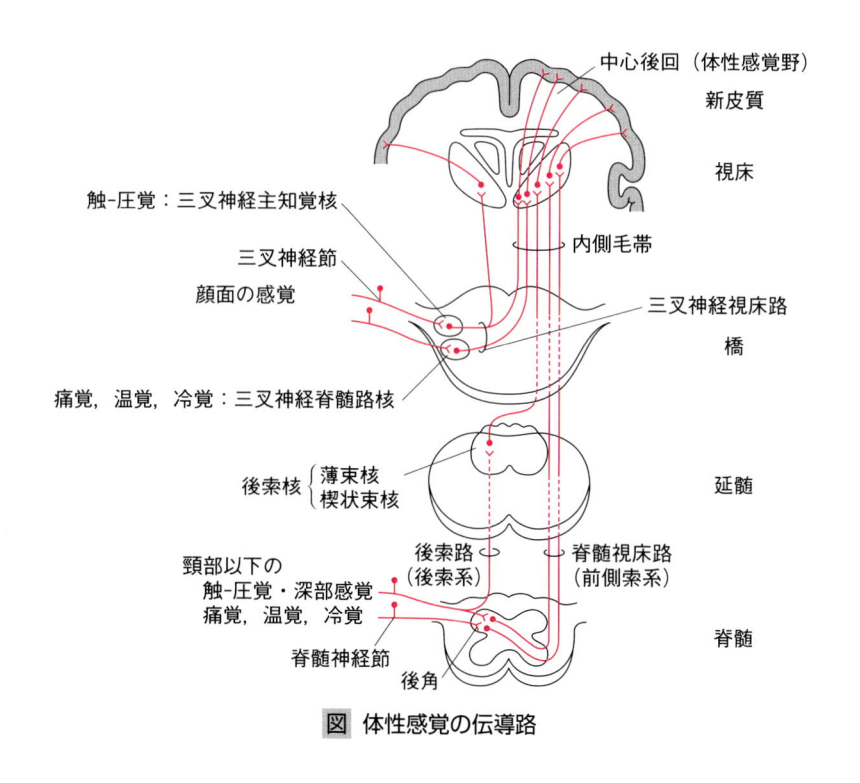

図 体性感覚の伝導路

15. 感覚

■ 一般感覚-内臓感覚-内臓痛覚-関連痛
- 内臓の痛みは他の部位の痛みとして感じることがあり，これを関連痛という．
- 関連痛は，痛みを伝える神経が他の神経とともに脊髄の同じ伝導路に接続していることにより起こり，原因の内臓部位と同じ皮膚節で感じる．

■ 特殊感覚-嗅覚
- 鼻腔の天蓋の嗅上皮粘膜の嗅細胞によって受容される．
- 嗅細胞（神経細胞）は1種類の受容体しかもたない．
- 嗅覚の情報は，嗅球にシナプス接続．梨状葉皮質に伝えられる．

● ワンポイント 豆知識

- 1種類のにおいを複種類まぜると別のにおいになる．このように，多くの臭いは複種類のにおい分子により構成されている．
- 嗅覚受容体には，いくつかの類似した分子が結合でき，この受容体との結合パターンが臭いの識別となっている．

■ 特殊感覚-味覚
- 舌前方2/3からは顔面神経の枝である鼓索神経が，舌後方1/3からは舌咽神経が，舌以外からは迷走神経が味覚を伝えている．
  これらは，視床でシナプス接続され，頭頂葉の味覚野に伝えられる．
- 味覚は味細胞により感知されるものであり，甘味（グルコース），苦味，酸味（H^+），塩味（Na^+）のほかに，旨味（アミノ酸）がある．
- 辛味は痛みの一種であり，自由神経終末が感知し下顎神経（三叉神経）が伝えており，味覚には含まれない．

15. 感覚

● ワンポイント 豆知識

- 味覚は，味蕾の味細胞により感受され，順応が起こる．
- 味細胞の寿命は短い（約 10 日程度）．

■ 特殊感覚-聴覚

- 音は鼓膜で捉えられ，中耳のツチ骨，キヌタ骨，アブミ骨と3つの耳小骨を伝わるうちに 26 倍の音圧に拡大され，前庭窓より内耳の前庭階を満たす外リンパ液に伝わり，蝸牛管にあるコルチ器(官)により捉えられる．
  なお，内耳の外リンパ液での音の伝播は，上りは前庭階を上り，折り返し，下りは鼓室階を下り，蝸牛窓から中耳へ抜ける．
- ヒト可聴範囲は 15 〜 20,000Hz である．

● ワンポイント 豆知識

音は，内耳神経の枝である蝸牛神経により伝えられ，視床の内側膝状体でシナプスを変え，側頭葉の聴覚野に伝えられる．

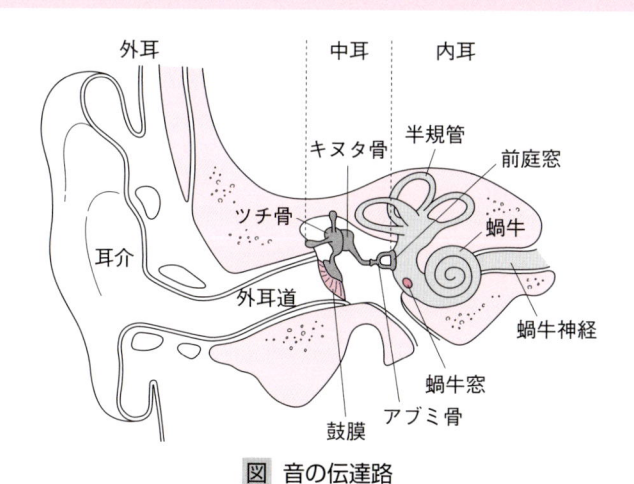

図 音の伝達路

15. 感覚

■ 特殊感覚-視覚

- 瞳孔から網膜に入る光量は交感神経による瞳孔散大筋と，副交感神経による瞳孔括約筋によって調節される．
- 光は網膜に存在している視細胞によって感受される．
- 視細胞には，明暗を感じる(暗い所でも働く)杆状体と，明るい所で働き色を感じる錐状体とがある．

◉ ワンポイント 豆知識

- 錐状体が一番集まっている部位が黄斑で，一番視力が効く．
- 黄斑の中心を中心窩という．

◉ ワンポイント 豆知識

- 杆状体の視物質はロドプシンで，錐状体の視物質はヨドプシンである．

15. 感覚

● 受容された光情報は，視神経によって視床の外側膝状体を経て，後頭葉の視覚野に伝えられる．

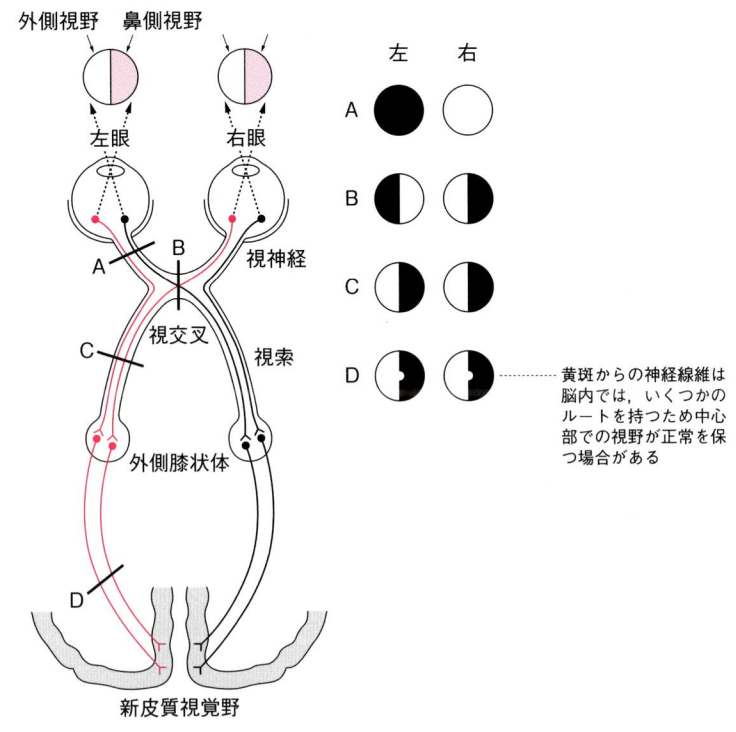

図 視覚伝導路（視神経線維の障害部位と半盲の関係）

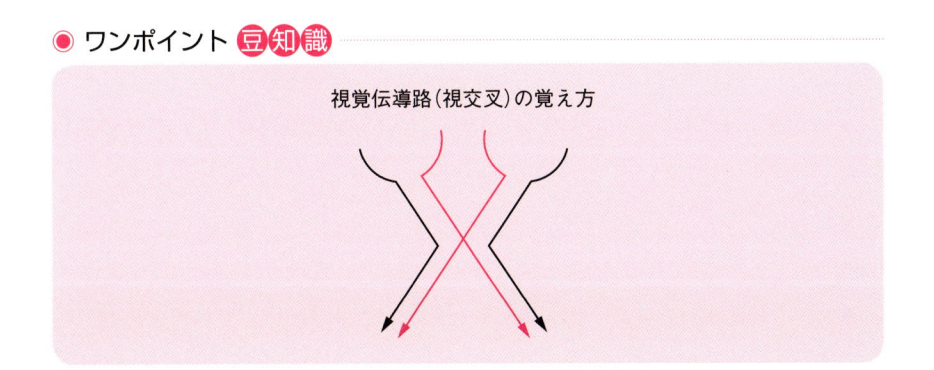

黄斑からの神経線維は脳内では，いくつかのルートを持つため中心部での視野が正常を保つ場合がある

● ワンポイント 豆知識

視覚伝導路（視交叉）の覚え方

15. 感覚

■ 光の伝導路
- 網膜へ光の焦点を合わせるために，ピントの調節をしているのが毛様体であり，毛様体筋により調節されている．

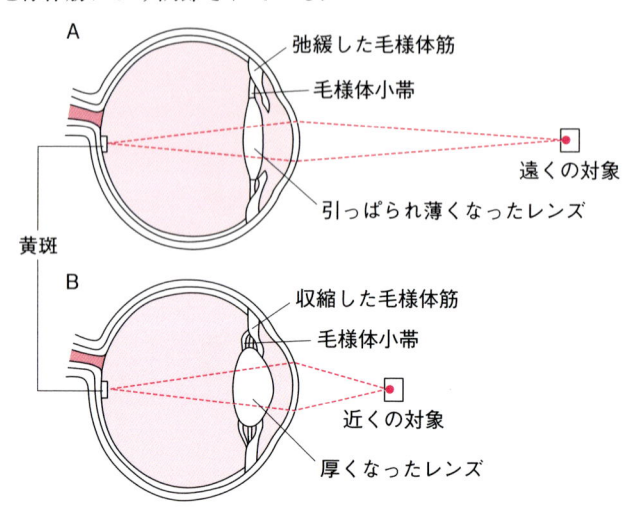

近くを見る ⇒ 毛様体筋を収縮 ⇒ 水晶体が厚くなる
遠くを見る ⇒ 毛様体筋を弛緩 ⇒ 水晶体が薄くなる

■ 特殊感覚-平衡感覚（前庭感覚）
- 内耳に存在している卵形嚢，球形嚢，三半規管によって感受する．
- 卵形嚢は水平面方向に近い直線加速度，球形嚢は垂直面方向に近い直線加速度，三半規管は回転加速度を感受する．

● ワンポイント 豆知識

> ■ 卵形嚢，球形嚢は耳石（平衡石：平衡砂）による慣性を利用して，直線加速度を感知している．
> これらは，耳石器とよばれる．

- 感受された平衡感覚は，内耳神経の1つである前庭神経によって伝えられ，前庭感覚ともいわれる．

ポイントマスター
16. 筋肉

■ 筋の種類
- 骨格筋……横紋あり，運動神経支配の随意筋
- 骨格筋の運動感覚を伝える感覚受容器……
  筋紡錘，（関節包や靱帯の）ルフィニ小体，（滑膜の）パチニ小体，（腱の）腱紡錘，（痛刺激を感じる）自由神経終末が存在
- 心筋………横紋あり，自律神経支配の不随意筋……自動性あり．
- 平滑筋……横紋なし，自律神経支配の不随意筋……
  単ユニット平滑筋は自動性あり．
  多ユニット平滑筋は自動性なし．

■ 骨格筋の分類

	I 型筋（遅筋）	Ⅱ B 型筋（速筋）
筋線維	細い	太い
収縮力	弱い（筋線維が細いから）	強い（筋線維が太いから）
筋収縮の速度	遅い（筋線維が細いから）	速い（筋線維が太いから）
ミオグロビン（ヘモグロビンから受けた酸素と結合する蛋白）	多い	少ない
色	赤い（ミオグロビンの色から）	白い
ミトコンドリア	多い（酸素が多く利用できる）	少ない
グリコーゲンの含有	少ない	多い
解糖能	低い	高い
ATP の供給	クエン酸回路＋電子伝達系（ミトコンドリアと酸素が十分にあるため）	解糖系（解糖で使うグルコースのもとになるグリコーゲンと，解糖能が十分にあるため）
疲労	しにくい	しやすい

16. 筋肉

■ 平滑筋の特徴
- アクチンフィラメントに対するミオシンフィラメントの比率は骨格筋よりも少ない.

骨格筋に比べて, 発生する収縮張力は弱く, 収縮速度も遅い.
収縮のエネルギー源であるATPも骨格筋より少ない.

● ワンポイント 豆知識

- 心筋の活動電位には特徴的なプラトー相があり, K^+と細胞外への流出とほぼ電気的に等しいCa^{2+}の流入が起きている.
- プラトー相では, 新たな活動電位は起こらず, これを不応期という. このため単収縮の持続時間は長く続き, しっかりとしたポンプ活動を行うことができる.
- 心筋細胞同士はギャップジャンクション (ギャップ結合) しており, 心筋細胞から他の心筋細胞に興奮 (活動電位の発生) が拡がっていく.

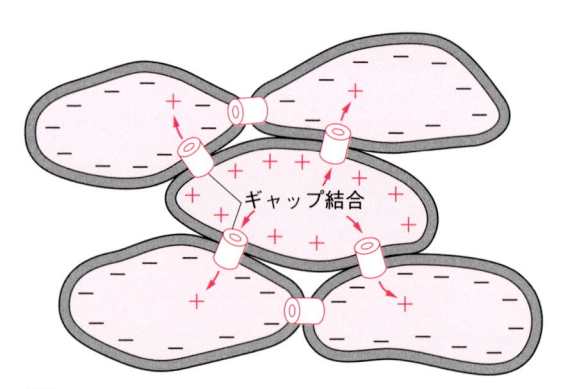

図 ギャップジャンクション (ギャップ結合) による興奮の拡がり

16. 筋肉

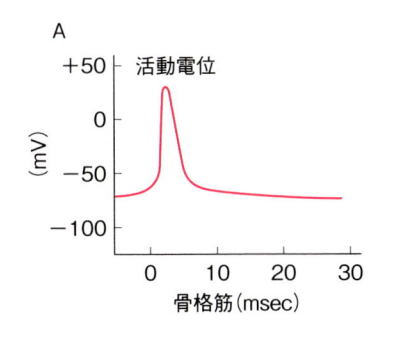

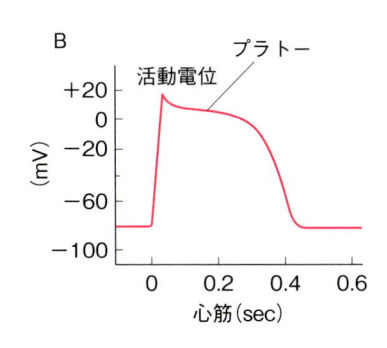

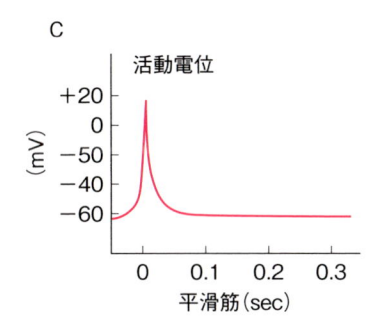

A 骨格筋(msec) 活動電位

B 心筋(sec) 活動電位 プラトー

C 平滑筋(sec) 活動電位

● ワンポイント 豆知識

■ 歩調とり電位
心筋が規則正しい収縮は，心筋の歩調とり細胞の緩やかな脱分極（歩調とり電位）によるもので，K$^+$の透過性の減少による．
〔ナトリウムポンプにより細胞内に移動させられたK$^+$の細胞内の蓄積により，細胞内の（プラス）電位が上昇していく．〕

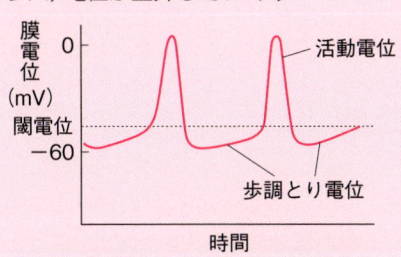

図 歩調とり細胞の膜電位の変化

16. 筋肉

■ 骨格筋・心筋・平滑筋の特徴

	骨格筋	心筋	平滑筋
細胞	多核細胞	単核細胞	単核細胞
横紋	あり（横紋筋）	あり（横紋筋）	なし
支配神経	運動神経	自律神経	自律神経
随意性	あり（随意筋）	なし（不随意筋）	なし（不随意筋）
自動性	なし	あり	単ユニット平滑筋：あり 多ユニット平滑筋：なし
ギャップ結合	なし	あり	単ユニット平滑筋：あり 多ユニット平滑筋：なし
絶対不応期	短い	非常に長い	長い
強縮	多い	なし （単収縮のみ）	ほとんどが強縮
疲労	しやすい	しにくい	しにくい

● ワンポイント 豆知識

（電気）刺激閾値の大きさは……
　平滑筋 ＞ 骨格筋

■ 筋節

- 筋の収縮の単位
- Z膜〜Z膜の間で，太いミオシンフィラメントと細いアクチンフィラメントが交互に入り込んでいる構造
  - ＊Z膜はI帯の中央にあたる．

● ワンポイント 豆知識

- ミオシンフィラメントとアクチンフィラメントの重なり具合により明るく見える明帯と，暗く見える暗帯が存在
- 筋線維のフィラメントの並びによる明帯と暗帯の位置が一致している骨格筋や心筋は横紋として観察される．

16. 筋肉

■ フィラメントの重なり

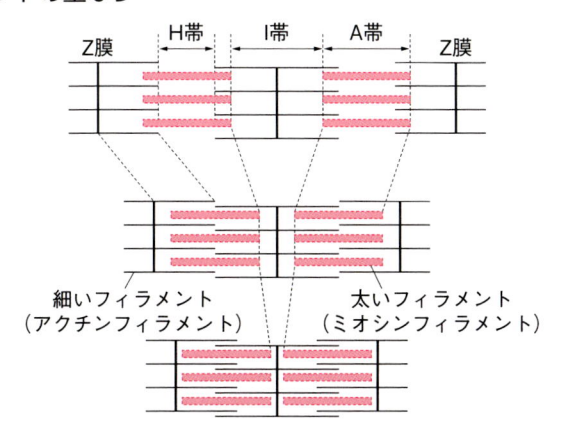

(図：Z膜／H帯／I帯／A帯／Z膜、細いフィラメント（アクチンフィラメント）、太いフィラメント（ミオシンフィラメント）)

- A帯……ミオシンフィラメント（太いフィラメント）の存在部分で暗帯．この長さは収縮によって変化しない．
- I帯……アクチンフィラメントのうち，ミオシンフィラメントで重なっていない部分で，収縮により短くなる ⇒ 明るく見える……この中央にZ膜が存在
- H帯……ミオシンフィラメントのうち，アクチンフィラメントで重なっていない部分で，収縮により短くなる ⇒ やや明るく見える．

● ワンポイント 豆知識

A帯の中央に，やや明るく見えるH帯，
I帯の中央に筋節（サルコメア）の区切りとなるZ膜が存在

16. 筋肉

■ 筋の収縮の情報
- 運動神経（α運動ニューロン）による命令は，神経筋接合部でアセチルコリンにより筋細胞に伝えられる．

● ワンポイント 豆知識

- 運動神経は体性遠心（性）線維であり化学伝達物質としてアセチルコリンを分泌．骨格筋の受容体はニコチン（性）受容体

- 筋細胞の受容体がアセチルコリンを受け取ると，終板（神経終末下の筋細胞膜）に脱分極（終板電位）を起こす．この脱分極により起こる活動電位が横行小管を通り，筋線維の内部に入りトライアッドより筋小胞体に伝わる．
- 受容体と結合したアセチルコリンは，アセチルコリンエステラーゼの作用により分解され，次のアセチルコリンの受容に備える．

● ワンポイント 豆知識

- アセチルコリンと骨格筋の受容体の結合を阻害する（止めてしまう）ものにクラーレがある．
- クラーレが受容体に結合したまま分解されないため，アセチルコリンが結合できる受容体がなくなることにより筋の麻痺が起こる．

■ 筋小胞体と筋の収縮
- 筋小胞体には，カルシウムポンプによりCa^{2+}が取り込まれている．
- 筋小胞体に活動電位が伝わると，Ca^{2+}を細胞質中に放出

■ カルシウムイオンによるフィラメントの滑走
- 筋小胞体から放出されたCa^{2+}がアクチンフィラメントのトロポニンと結合すると，トロポニン-トロポミオシンによるアクチンフィラメントとミオシンフィラメントの架け橋（クロスブリッジ）の結合抑制作用が抑えられ，架け橋はアクチンフィラメントを滑走する（滑走説）．

16. 筋肉

● ワンポイント 豆知識

- 活動電位が発生した後に，筋張力が発生する．
- ミオシンフィラメントとアクチンフィラメントの滑走により，筋は収縮する．

● ワンポイント 豆知識

平滑筋は筋小胞体が発達していないので，収縮に必要な Ca^{2+} は，主に細胞外液の Ca^{2+} を取り込みカルモジュリンとよばれる蛋白に結合させ，ミオシン軽鎖のリン酸化によりミオシン ATP 分解酵素を活性化し，架け橋の滑走を起こす．

● ワンポイント 豆知識

- 興奮-収縮連関
  筋細胞膜の脱分極から筋の収縮までの過程をいう．

■ 筋のエネルギー消費

- 筋の収縮時は架け橋の滑走に ATP（アデノシン三リン酸）を分解してエネルギーを消費
  筋の弛緩時もカルシウムポンプによる Ca^{2+} の回収を行っており，ATP を分解してエネルギーを消費（ATP を必要とする）

● ワンポイント 豆知識

- 筋運動と熱の発生
  - 筋の収縮に伴い，熱を発生
  - 筋が消費するエネルギーの 50 〜 70％が熱となる．
  - 筋の収縮の過程に伴う初期熱と，弛緩時に筋の状態をもどす代謝に伴う回復熱がある．

16. 筋肉

■■ 筋の収縮（収縮時，長さの変化による分類）

- 等尺性収縮……筋が収縮し張力を増しても，長さが変化しない場合の収縮

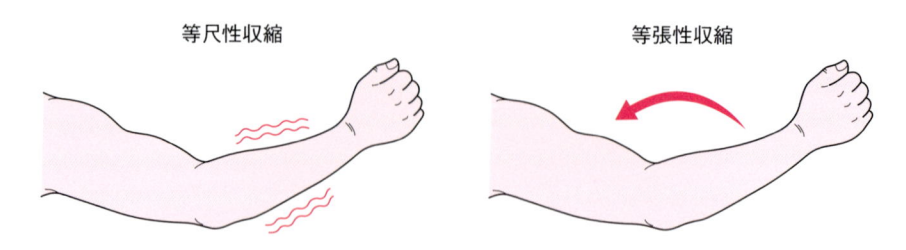

等尺性収縮　　　　　　　　等張性収縮

- 等張性収縮……筋の収縮に伴い発生する張力で筋が短くなる場合の収縮

◉ ワンポイント 豆知識

■張力
筋収縮により物体に作用する力を張力という．

■■ 収縮の分類（収縮の時間的継続による分類）

- 単収縮……筋肉の1回の活動電位による収縮
- 加重……単収縮が重なる場合，単収縮による収縮力に新たな収縮力が加わるため，収縮力が大きくなる．これを加重という．
- 強縮……単収縮に，次の単収縮が重なることによる連続した筋の収縮状態 もともとの単収縮のなごりがわかる場合を不完全強縮，単収縮のなごりがわからない場合を完全強縮という．

◉ ワンポイント 豆知識

骨格筋の不応期は短いため強縮が起こるが，心筋では不応期が長いため単収縮しか起こせない．

16. 筋肉

■ 筋の長さと，強縮による張力の大きさ

- 強縮によって発生する張力は，静止長より長くても短くても小さくなる（静止長付近で張力は最大となる）．

これは，ミオシンフィラメントとアクチンフィラメントの位置関係による結合している架け橋の数の変化や，ミオシンフィラメントとZ膜の衝突などの影響

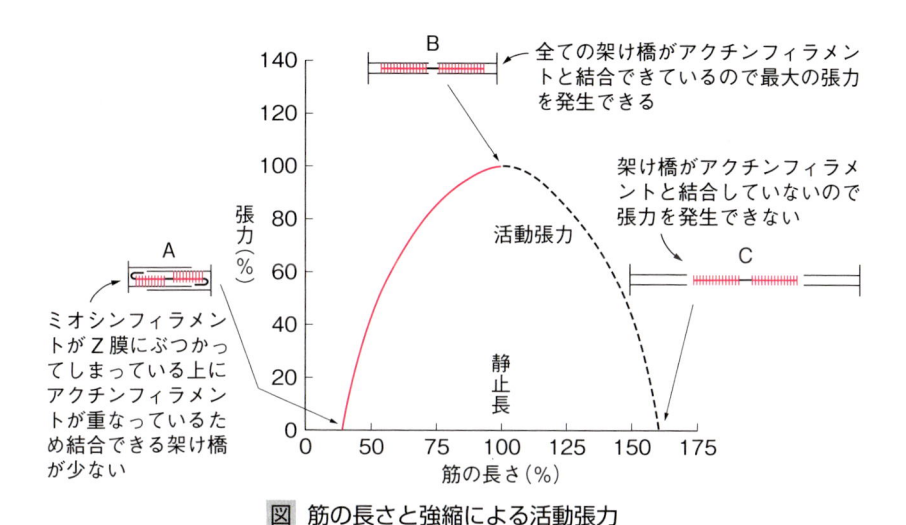

A: ミオシンフィラメントがZ膜にぶつかってしまっている上にアクチンフィラメントが重なっているため結合できる架け橋が少ない

B: 全ての架け橋がアクチンフィラメントと結合できているので最大の張力を発生できる

C: 架け橋がアクチンフィラメントと結合していないので張力を発生できない

図 筋の長さと強縮による活動張力

- 実際の筋収縮力は，強縮によって発生する張力と，静止張力を合わせたものである．

● ワンポイント 豆知識

■ 静止張力
- 筋の弾力性による張力（筋を引き延ばした時に発生する張力）
- 静止張力を発生しはじめる筋の長さを静止長という．

16. 筋肉

■ 筋肉へのATP（エネルギー）の継続的供給
- 筋肉の収縮時だけでなく，弛緩時にもエネルギー（ATP）が必要である（ATPを分解してエネルギーを発生させている）．

①筋に蓄積しているATPの利用
筋に蓄積しているATPは筋の収縮の数回分しかなく，ATPの継続的な合成が不可欠

②クレアチンリン酸からATPを供給
ローマン反応によりクレアチンリン酸からATPを合成する過程
クレアチンリン酸 + ADP $\rightleftarrows$ ATP + クレアチン
筋の弛緩時には，分解反応の逆反応により，クレアチンリン酸を合成し筋に蓄える．

③クエン酸回路と電子伝達系によるATPの供給
酸素の供給が十分な場合には，3大栄養素をピルビン酸に変化させ，ミトコンドリア内でクエン酸回路（クレブス回路：TCAサイクル）と電子伝達系により大量のATPを合成する．
糖質をエネルギー源とする解糖系によるATPの合成も同時に行われる．

④解糖系によるATPの供給
酸素の供給が不足している場合には，グルコースを無酸素的に反応させる解糖系（エムデン・マイヤーホフ経路）のみATPを合成する．グルコースは体内に蓄積しているグリコーゲンの代謝により供給

● ワンポイント 豆知識

■ 酸素の供給が不足している場合
- 解糖系からのATPの供給のみでは，ATP（エネルギー源）は不足する．
- ミトコンドリアのクエン酸回路で使われないアセチルCoAから乳酸が生成され筋に蓄積する．⇒ 筋肉の疲労時には乳酸の蓄積がみられ，乳酸を排出しないと筋肉が硬直してしまう．

索引

あ

アイントーベンの正三角形モデル	25
アイントーベンの法則	25
アウエルバッハ神経叢	42
アキレス腱反射	107
アクチンフィラメント	130, 133
アシドーシス	11
アセチルコリン	95, 101
アセチルコリンエステラーゼ	95, 134
アセチルCoA	50, 51, 138
圧受容器	37
圧受容器反射	28
アテトーゼ	111
アデニン	4
アデノシン三リン酸	135
アトウォーターの係数	53
アドレナリン	76
アポクリン腺	63
アミノ酸	1, 52
アミノペプチダーゼ	45
アミラーゼ	43, 44
アミロプシン	44
アミン	70
アルカローシス	11
アルドステロン	2, 9, 11, 64, 66
アルブミン	15
アレルギー	18
暗帯	132
アンドロジェン（アンドロゲン）	2, 84-86

い

胃液分泌	43
閾値	119
胃-大腸反射	42
Ia線維	97
I音	23
I型筋	129
Ib線維	97
1秒率	36
一方向性伝達	94
1回換気量	35
一般感覚	118
遺伝子	4
易疲労性	94
インスリン	77
インターフェロン	17
陰部神経	69

う

ウェルニッケ中枢	112, 113
ウォルフ管	84
右脚	22
右心系	21
右心室	22
右心房	22, 31
うつ熱	58
ウラシル	5
ウロビリノゲン	47
運動感覚	122
運動神経	134

索引

運動野　112

え

鋭波　116
腋窩温　62
液性免疫　17
エクソサイトーシス　7, 8
エクリン腺　62, 63
エストリオール　91, 92
エストロジェン（エストロゲン）
　　　　　　2, 86, 88, 89, 91
エネルギー所要量　55
エムデン・マイヤーホフ経路　50, 138
エリスロポエチン　16, 64
遠位尿細管　66
嚥下中枢　41, 105
嚥下反射　41, 107
塩酸　43
延髄　28
エンドサイトーシス　7

お

横隔神経　32
横隔膜　32
黄色骨髄　79
黄体期　60, 86, 88
黄体形成ホルモン　87, 89
嘔吐中枢　105
黄斑　126
横紋　129, 132
横紋筋　132
オキシトシン　90, 92, 93
オステオポローシス　81
オッディ括約筋　47
温受容器　121
温熱性発汗　62

か

外因系　19
外因性発熱物質　59
開口反射　41
開口分泌　8
外肛門括約筋　42
外側溝　112
外側膝状体　127
解糖系　50, 51, 138
外尿道括約筋　69
回復熱　135
外肋間筋　32
カイロミクロン　46
化学受容器　29, 37
下顎張反射　41, 107
化学伝達物質　95, 101
蝸牛管　125
蝸牛神経　125
蝸牛窓　125
核　4
顎下神経節　101
拡散　6
核小体　4
覚醒反応　115
核内受容体スーパーファミリー　71
角膜反射　107
加重　95, 136
下垂体後葉　11
下垂体後葉ホルモン　75
下垂体前葉ホルモン　74
ガス交換　37
ガストリン　42, 43, 44
可塑性　95
下腸間膜静脈　30
下腸間膜神経節　101
褐色脂肪組織　56
活動電位　22, 131

索引

滑面小胞体	3
カテコールアミン	70, 76
殻	61
ガラクトース	1
カルシウムイオン	19
カルシウムの作用	82
カルシウムポンプ	7, 134
カルシトニン	16, 80, 81
カルバミノ化合物	40
加齢	14
感覚野	112
間質液	9
間質細胞	86, 89
間質細胞刺激ホルモン	89
環状 AMP	71
緩衝系	12
杆状体	118, 126
間接型ビリルビン	47
完全強縮	136
肝臓の働き	48
肝静脈	30
肝動脈	30
顔面神経	124
肝門	30
寒冷馴化	63
関連痛	124

き

キース-フラック結節	22
期外収縮	25
機械的侵害受容線維	122
基礎代謝	55
気道抵抗	36
起動電位	119
機能的残気量	35
キモトリプシノゲン	44
キモトリプシン	44
逆伸張反射	107
逆説睡眠	116
キャノンの緊急反応	76
球形嚢	128
吸収期	52
吸息	33
急速眼球運動	116
胸郭	32
胸管	30, 31
強縮	132, 136
胸腺	17
胸膜腔	32
胸膜腔内圧	32, 33
巨核球	18
棘徐波結合	116
棘波	116
近位尿細管	65
筋小胞体	134
筋性防御	105
筋節	132
筋代謝	56
緊張性頸反射	110
緊張性迷路反射	110
筋肉ポンプ	27
筋肉ポンプ作用	30
筋紡錘	106, 118, 129

く

グアニン	4
空腹期	53
空腹時血糖値	15
クエン酸回路	50, 51, 138
くしゃみ中枢	105
くしゃみ反射	107
駆出期	23
クスマウル呼吸	38
クッシング反射	29
クボスティック徴候	81
グラーフ卵胞	89

141

索引

クラーレ	96, 134
クラウゼ小体	120
クリアランス	68
グリコーゲン	53, 129, 138
クリスマス因子	19
クリスマス病	19
グリセリン	44
グリセロール	44
グルカゴン	77
グルクロン酸	47
グルクロン酸抱合	16
グルコース	1, 45, 51, 53, 138
グルコース節約と脂肪利用	53
クレアチニン	69
クレアチニンクリアランス	69
クレアチン	138
クレアチンリン酸	138
クレチン症	78
クレブス回路	50, 138
クロマチン	4
クロム親和性組織	76

け

形質細胞	17
頸神経叢	32
頸動脈(小)体	29, 37, 118
頸動脈洞	28, 29, 37, 118
頸反射	109, 110
血圧	28
血圧に影響するホルモン	77
血液	14
血液幹細胞	14
血液凝固因子	18, 19
血管内皮細胞	26
月経	87
月経期	86
結合組織性骨化	80
血色素緩衝系	40

血漿	9, 14
血漿カルシウム濃度	16
血漿浸透圧	9, 15
血漿蛋白緩衝系	12, 15, 40
血漿蛋白質	15
血小板	15, 18, 19
血清	14
血中ヘモグロビン値	16
血糖値	16
血糖値を上げるホルモン	53
血友病	19
血友病A	19
血友病B	19
ケトアシドーシス	54
解毒作用	48
ケトン体	1, 2, 13, 52, 54
言語中枢	113
腱索	21
減数分裂	83
腱反射	106, 107
腱紡錘	107, 118, 129

こ

高圧受容器反射	28
好塩基球	17, 18
抗炎症作用	76
交換血管	26
交感神経	28, 101
睾挙筋反射	107
口腔温	62
抗血友病因子	19
抗原提示	17
好酸球	17
膠質浸透圧	1, 6, 10
甲状腺機能低下	78
高振幅徐波	116
拘束性換気障害	35
抗体	18

索引

好中球	17
高張	15
喉頭蓋軟骨	41
後頭葉	112
興奮-収縮連関	135
興奮伝導の3原則	96
硬膜静脈洞	29
抗利尿ホルモン	66
コール酸	46
呼吸中枢	33, 105
呼吸商	54
呼吸性アシドーシス	13
呼吸性アルカローシス	13
呼吸調節中枢	33
呼息	33
骨格筋	129, 132
骨芽細胞	80, 81
骨細胞	80
骨粗鬆症	81
骨端軟骨	79
骨盤神経	42
骨膜	79
コラーゲン線維	80
コリン	50
コリン作動性線維	101
ゴルジ腱器官	107
ゴルジ装置	3
コルチ器	118, 125
コルチコステロン	2
コルチゾール	2
コレシストキニン	44, 45
コレステロール	2
コンプライアンス	34

さ

サーカディアンリズム	75
最高血圧	27
最低血圧	27
細動脈	26
サイトカイン	17
再分極	25, 98
細胞外液	1, 9, 10, 11
細胞骨格	4
細胞性免疫	17
細胞内液	9, 10
細胞膜	2
サイロキシン	78
左脚	22
鎖骨下静脈	31
左心系	21
左心室	22
サッカラーゼ	45
作用が反対のホルモン	74, 75
残気量	35
三叉神経視床路	123
3主根	30
Ⅲ線維	97
三尖弁	21
酸素解離曲線	17, 38, 39
酸素受容器	37
3大栄養素	49
3大根	30
三半規管	128

し

視覚野	112, 127
時間的加重	95
糸球体	64, 67
糸球体ろ過圧	68
刺激伝導系	22
視交叉	127
歯根膜咬筋反射	41
脂質二重層	2
視床下部	10, 104
視床下部-辺縁系	106
視床下部ホルモン	74

143

索引

耳神経節	101	小内臓神経	42
ジストニー	111	蒸発	56, 57, 58
姿勢反射	109	上皮小体	80
耳石	128	静脈	26
耳石器	128	静脈角	30, 31
持続性受容器	119	静脈血	27
膝蓋腱反射	107	上腕三頭筋反射	107
至適血圧	27	上腕二頭筋反射	107
シトシン	4	初期熱	135
シナプス	94	食事誘発性産熱反応	61
シナプス遅延	94	女性ホルモン	2
脂肪酸	52	暑熱馴化	63
シャーピー線維	79	徐波睡眠	116
射精	85	自律神経	103
射乳反射	93	シルビウス溝	112
嗅覚	124	芯	61
嗅球	124	心音	23
自由神経終末	120, 122, 129	心筋	22, 129, 132
重炭酸イオン	12, 17, 40	心筋虚血	25
重炭酸緩衝系	12, 17, 40	神経性調節	42
充満期	23	神経性分泌	43, 44, 75
縮瞳中枢	105	心室	21
受動輸送	6	心室中隔	22
授乳	93	腎小体	64
受容器電位	119	新生児呼吸困難症候群	34
馴化	63	心臓	21
循環中枢	105	腎臓	12
順応	119	腎臓の機能	64
消化酵素	41	腎臓への血流	67
条件反射	43	伸張反射	106, 109
小循環	21	心電図	24
脂溶性ビタミン	50	浸透	6
脂溶性ホルモン	70	浸透圧	1, 9, 10
常染色体	5, 83	浸透圧受容器	10
上大静脈	31	心拍出量	28
小腸-胃反射	42	深部感覚	118, 122
上腸間膜静脈	30	心房	11, 21
上腸間膜神経節	101	心房収縮期	23

心房性 Na⁺ 利尿ペプチド	9, 11, 66

す

水晶体	128
錐状体	118, 126
水素イオン濃度	12
膵臓のホルモン	77
錐体交叉	114
錐体路	114
膵島	77
睡眠代謝	55
睡眠の stage	116
水溶性ビタミン	50
水溶性ホルモン	70
水利尿	66
スクラーゼ	45
スターリングの心臓の法則	22
ステアプシン	44
ステロイド	1
ステロイドホルモン	2, 75

せ

静止長	137
静止張力	137
正常血圧	27
星状神経節	101
生殖結節	84
生殖腺隆起	84
精神性発汗	62
性染色体	5, 83
精巣下降	83
精巣決定遺伝子	84
成長ホルモン	80
性分化	83
生理食塩水	9, 15
赤色骨髄	79
脊髄	104
脊髄ショック	109

せき中枢	105
せき反射	107
セクレチン	43, 44, 45
絶縁性伝導	96
赤血球	15, 16
摂食中枢	105
絶対不応期	132
設定温度	58, 59
セットポイント	58, 59
セルトリ細胞	85, 89
線維素溶解現象	19
全か無かの法則	98, 119
染色質	4
染色体	5, 83
全身麻酔	117
喘息	36
選択的透過性	2
舌咽神経	124
前庭感覚	128
前庭-眼反射	110
前庭神経	128
前庭窓	125
前庭迷路反射	109, 110
蠕動運動	41, 42
前頭葉	112

そ

造血機能	79
増殖期	86
総蠕動	42
相動性受容器	119
相反神経支配	108
僧帽弁	21
促通拡散	6
側頭葉	112
組織液	9
組織トロンボプラスチン	19
咀嚼筋	41

索引

た

速筋	129
粗面小胞体	3
第Ⅰ誘導	25
体液	9
体液性調節	42
体温調節中枢	58, 105
体温の測定法	62
対向流熱交換系	62
第Ⅲ誘導	25
胎児・胎盤単位	90
代謝性アシドーシス	13
代謝性アルカローシス	13
大十二指腸乳頭	47
体循環	21
大循環	21
体性感覚	118, 123
体性感覚野	112, 123
体性-内臓反射	105
体液性分泌	44
大蠕動	42
大動脈	26
大動脈弓	28, 29, 37, 118
大動脈体	29, 37, 118
大動脈弁	21
大内臓神経	42
第Ⅱ誘導	25
大脳基底核	111
大脳動脈輪	29
大脳皮質	112
胎盤の機能	92
体部位再現	113
唾液分泌中枢	43, 105
立ち直り反射	109, 110
脱分極	25, 98
多能性血液幹細胞	14
多ユニット平滑筋	129, 132

田原結節	22
単球	17
炭酸脱水酵素	40
単シナプス反射	94, 106
胆汁	46
胆汁の生成	48
胆汁の成分	47
胆汁酸	46
胆汁酸塩	46
胆汁色素	16, 47
単収縮	136
単純拡散	6
弾性血管	26, 28
男性ホルモン	2
単糖類	1
胆嚢	46
蛋白質酸化量	55
単ユニット平滑筋	129, 132

ち・つ

チェーン-ストークス呼吸	37
置換骨	79
遅筋	129
チミン	4
着床	90
中隔	22
中心窩	126
中心溝	112
中心後回	112
中心小体	3
中心前回	112
中心体	3
中枢性化学受容器	37
聴覚	125
聴覚野	125
腸肝循環	47
跳躍伝導	96
腸リパーゼ	45

張力	136
直接型ビリルビン	47
直腸温	62
椎骨動脈	29

て

抵抗血管	26
低張	15
デオキシリボース	5
適刺激	119
テストステロン	2, 84, 85
テタニー	81, 82
電解質	9
電解質コルチコイド	9, 11, 75
電子伝達系	52, 138
転写	6
伝導	56, 57, 58

と

瞳孔括約筋	126
瞳孔散大筋	126
糖質コルチコイド	75
等尺性収縮	136
糖新生	51
等張	9, 15
等張性収縮	136
頭頂葉	112
逃避反射	108
動脈血	27
動脈弁	21
等容性弛緩期	23
等容性収縮期	23
特異動的作用	61
特殊感覚	118
特殊心筋	22
トライアッド	134
トリグリセリド	1, 46, 54
トリプシノゲン	44
トリプシン	44
トリヨードサイロニン	78
努力性呼息	34
トルーソ徴候	81
トロポニン	134
トロポミオシン	134
トロンビン	19
貪食	17

な

ナイアシン	50
内因性発熱物質	59
内頸静脈	29, 31
内頸動脈	29
内臓感覚	118
内臓-体性反射	105
内臓-内臓反射	105
内臓反射	105
内側膝状体	125
内部環境	9
内肋間筋	34
ナトリウムポンプ	7
軟口蓋の挙上	41

に

Ⅱ音	23
ニコチン(性)受容体	101, 134
二酸化炭素受容器	37
2,3-ジホスホグリセリン酸	39
二次性能動輸送	45
二次痛	122
Ⅱ線維	97
日内変動	75
2点弁別閾	121
ⅡB型筋	129
乳酸	51, 138
乳汁射出	93
乳汁射出反射	93

索引

乳頭筋	21
乳び槽	30, 31
尿素回路	52
尿道括約筋	69
尿道ヒダ	84
尿の浸透圧	64
尿崩症	66

ぬ・ね

ヌクレオチド	5
粘液水腫	78

の

脳神経	100
脳脊髄液	9
ノルアドレナリン	76, 95, 101
ノルアドレナリンとアドレナリンの作用の違い	76
ノンレム睡眠	116

は

パーキンソン病	111
ハーゲマン因子	19
肺	12
肺活量	35
肺循環	21
肺硝子膜症	34
肺動脈	28
肺動脈弁	21
排尿中枢	68, 69
排尿反射	68, 69
排便反射	42
肺胞	32, 37
肺胞換気量	36
肺胞内圧	33
肺迷走神経反射	33
排卵	86, 87
破骨細胞	80
橋本病	78
バゾプレッシン	9, 11, 66
パチニ小体	120
発汗	56, 57
発汗中枢	59
白血球	15, 17
ハバース管	79
バビンスキー反射	107
パラソルモン	16, 80
バリスムス	111
反回神経	100
半月弁	21
ハンチントン舞踏病	111
パントテン酸	50
半盲	127

ひ

ビオー呼吸	38
ビオチン	50
脾静脈	30
ヒス束	22
ヒスタミン	17, 18
ビタミン	49
ビタミンD	80, 81
ビタミンの欠乏症	50
ヒト絨毛性ゴナトトロピン	91
ヒト絨毛性乳腺刺激ホルモン	91
皮膚感覚	118, 120
非ふるえ産熱	56
非ふるえ熱産生	56
肥満細胞	18
標準肢誘導	24
表面活性剤	34
表面張力	34
ビリルビン	16
ピルビン酸	50, 51

索引

ふ

プレグナンジオール	92
ファーガソン反射	92, 93
フィブリノゲン	15, 19
フィブリン	18, 19
不応期	98
フォルクマン管	79
付加骨	80
不感蒸散	58
不感蒸泄	58
不完全強縮	136
副交感神経	28, 42, 100, 101
腹腔神経節	101
輻射	56, 57, 58
副腎髄質	101
副腎髄質ホルモン	76
副腎皮質	75
副腎皮質ホルモン	2
不減衰伝導	96
浮腫	15
プチアリン	43
物理的消化	41
ブドウ糖	45
ブラウン-セカール症候群	109, 123
プラスミン	19
プラトー	131
プラトー相	130
振子運動	42
ふるえ	56, 61
ふるえ産熱	56
ふるえ熱産生	56
プルキンエ線維	22
フルクトース	1
プレグナンジオール	91
ブローカ中枢	112
プロジェステロン（プロゲステロン）	
	2, 86, 90, 91
ブローカ中枢	113
プロトロンビン	19
プロビタミン A	49
プロラクチン	93
分節運動	42
分泌期	86
分娩	92

へ

平衡感覚	128
平滑筋	129, 132
平均血圧	27
平均電気軸	25, 26
平衡砂	128
平衡石	128
閉口反射	41
閉塞性換気障害	36
ベインブリッジ反射	22
ペースメーカー	22
ヘーリング・ブロイエルの反射	33
壁細胞	43
壁内神経系	42
ヘパリン	20
ペプシノゲン	43
ペプシン	43
ヘマトクリット	15
ヘム	16
ヘモグロビン	16, 17
ヘモグロビン緩衝系	12, 17, 40
ペルオキシソーム	3
ヘルパー T リンパ球	17
ベル・マジャンディーの法則	104
ヘンレのループ	65

ほ

防御反射	108
傍糸球体細胞	11
房室間興奮伝導	25

149

索引

房室間伝導時間	25
房室結節	22
房室束	22
房室ブロック	25
房室弁	21
紡錘波	116
ボーマン嚢	64
ボーマン嚢内圧	68
歩調とり電位	131
歩調とり部位	22
ホメオスタシス	14
ホメオスタシス機構	1
ポリモーダル侵害受容線維	122
ホルモン	70
ホルモンの種類と主な作用	72, 73
翻訳	6

ま

マイスネル小体	120
マイスネル神経叢	42
膜性骨化	80
膜電位	99
マクロファージ	17
末梢血管抵抗	28
麻痺のしやすさ	96, 97
マルターゼ	45
マルトース	45
マンニトール	65
満腹中枢	105

み

ミオグロビン	129
ミオシンフィラメント	130, 133
味覚野	124
右リンパ本幹	30, 31
ミセル	46
ミトコンドリア	3, 50, 51, 138
脈圧	27

ミュラー管	84
味蕾	118, 125

む

無酸素的代謝	50
無条件反射	43
ムスカリン(性)受容体	101

め

迷走神経	28, 33, 42, 124
明帯	132
メラトニン	78
メルケル触覚盤	120
免疫グロブリン	18

も

毛細血管	26
網膜	128
毛様体	128
毛様体筋	128
毛様体神経節	101
モラビッツの血液凝固機序	19
門脈	30

ゆ

有酸素的代謝	50
幽門括約筋	42

よ

葉酸	50
容量血管	26
翼口蓋神経節	101
ヨドプシン	126
予備吸気量	35
予備呼気量	35
Ⅳ線維	97

索引

ら

ライジッヒ（ライディッヒ）細胞	86, 89
ライソソーム	3
ラクターゼ	45
卵管膨大部	90
卵形嚢	128
ランゲルハンス島	77
卵胞期	86, 88
卵胞刺激ホルモン	85

り

リソソーム	3
リパーゼ	44
リボース	5
リボソーム	4
瘤波	116
両側性伝導	96
リン酸イオン	81
リン酸カルシウム	81
リン酸緩衝系	12
リン脂質	2
リンパ液	9, 30
リンパ管	30
リンフォカイン	17

る

類洞	48
ルフィニ小体	120

れ

冷受容器	121
レニン	11, 64
レニン-アンジオテンシン-アルドステロン系	11, 64
レム睡眠	116
連合野	112

ろ・わ

ローマン反応	138
ろ過	6
ロドプシン	126
腕頭静脈	31

A

A帯	133
ADH	66
ANP	9, 11
ATP	7, 51, 135
Aα線維	97, 106
Aβ線維	97
Aγ線維	97, 106
Aδ線維	97, 122
α運動線維	106
α運動ニューロン	134
α波	115
α波阻止	115

B

B細胞	78
B線維	97
Bリンパ球	17
β-カロテン（β-カロチン）	49
β細胞	78
β-酸化	52
β波	115

C

C線維	97, 122
core	61

D・E・F

DNA	4
DPG	39
δ波	115

索引

EPSP	95
FSH	85, 89

G

G 蛋白質	70
GABA	96
GTP 結合蛋白質	70
γ-アミノ酪酸	96
γ-グロブリン	15, 18
γ 運動線維	106

H

H 帯	133
hCG	91, 92
hCS	91, 92

I・K

I 帯	132, 133
ICSH	86, 89
IgA	18
IgD	18
IgE	18
IgG	18
IgM	18
θ 波	115
K-complex	116

L

LH	87, 89
LH サージ	87

P

pH	11
P 波	24
PQ 波	24
PR 波	24

Q・R・S

QRS 波	24
QT 波	24
RNA	5
shell	61
ST 波	24

T・V・Z

T_3	78
T_4	78
T 波	24
T リンパ球	17
TCA サイクル	50, 138
VIP	44
Z 膜	132, 133

● **著者略歴**

中田圭祐（なかだ　けいゆう）

東京大学医学部口腔外科学教室，東京大学医学部分院歯科口腔外科，
東京大学医学部顎口腔外科・歯科矯正歯科を経て，
東京青山・審美矯正専門クリニックにて審美的歯科矯正法を研鑽．
先端の審美的歯科治療法とともに，顎骨吸収の予防，歯髄の保存，
骨移植術，骨再生術，骨延長術について研究し臨床応用する．
先進の審美的治療・究極の癒しを施術する東京審美会を主宰．
大学時代より，難解な生理学・解剖学を後輩に指導し始め，
いかに生理学を楽しく，解剖学のポイントをわかりやすく伝えるかを
創意工夫，研究し，学生および国家試験受験生から
"非常にわかりやすい授業"だという高い満足度を得，好評を博す．
臨床ならびに再生医療の研究の傍ら，生理学および解剖学講師として
"世界一わかりやすい授業"を目指して日々奮闘，活躍中．
趣味は，歴史探索．
東京大学医学部歯科鉄門会
東京大学医学部顎口腔外科・歯科矯正歯科所属
American Dental Implant Association（アメリカ歯科インプラント学会）
Fellowship（認定医）・Mastership（専門医）・Diplomate（指導医）

| | 柔整国試対策 サクサク生理学 | ⓒ |

発　行	2013 年 12 月 25 日　　初版 1 刷
著　者	中田　圭祐
発行者	株式会社　中外医学社
	代表取締役　青木　　滋
	〒 162-0805　東京都新宿区矢来町 62
	電　話　　（03）3268-2701（代）
	振替口座　　00190-1-98814 番

印刷・製本/有限会社祐光　　　　　　　　＜ MS・YI ＞
ISBN978-4-498-07662-4　　　　　　　　　Printed in Japan

JCOPY　＜(社)出版者著作権管理機構 委託出版物＞

本書の無断複写は著作権法上での例外を除き禁じられています．複写される場合は，そのつど事前に，(社)出版者著作権管理機構（電話 03-3513-6969，FAX 03-3513-6979，e-mail: info@jcopy.or.jp）の許諾を得てください．